Ernährungsplan für das 1. Lebensjahr

Nach diesem Plan wird die Ernährung im ersten Lebensjahr in drei Abschnitte unterteilt:
In den ersten 4-6 Lebensmonaten erhält der Säugling mit Muttermilch oder einer industriell hergestellten Säuglingsmilchnahrung (Fertigmilch) alles, was er für Wachstum und Entwicklung braucht. Zusätzliche Lebensmittel wie Obstsaft oder Karotten sind in den ersten 4-6 Monaten nicht notwendig und auch nicht erwünscht.
Ab dem 5. bis 7. Lebensmonat ist Zeit für die ersten Breie, die so genannte Beikost. Milch allein reicht nun für den steigenden Bedarf an Energie und Nährstoffen nicht mehr aus. Außerdem lässt der Saugreflex jetzt nach und Ihr Baby lernt, vom Löffel zu essen.
Etwa ab dem 10. Lebensmonat können Säuglinge an das Familienessen gewöhnt werden. Auch wenn erst wenige Zähne da sind, können sie feste Lebensmittel mit dem Kiefer zerdrücken. Das Essen muss also nicht mehr fein püriert werden.

In den folgenden Kapiteln werden die einzelnen Abschnitte der Säuglingsernährung genauer erklärt.

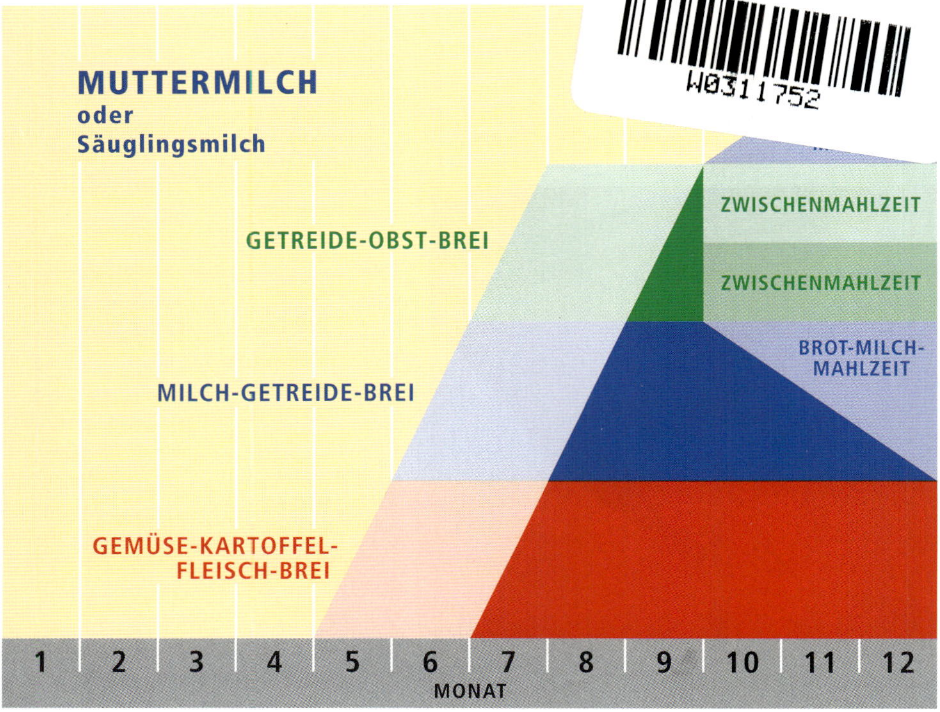

Ernährungsplan für das 1. Lebensjahr

Die ersten 4-6 Lebensmonate: Muttermilch oder Fertigmilch

Muttermilch

Stillen ist das Beste für Mutter und Kind

Die meisten Säuglinge benötigen in den ersten 6 Monaten keine andere Nahrung als Muttermilch. Sie können Ihrem Kind auch schon früher Beikost geben, allerdings nicht vor Beginn des 5. Lebensmonat.

Stillen hat zahlreiche Vorteile: Der Nährstoffgehalt von Muttermilch passt sich den Bedürfnissen des Säuglings während seiner Entwicklung genau an. Die so genannte Kolostralmilch in den ersten Tagen nach der Geburt hat eine andere Zusammensetzung als die „reife" Muttermilch, die der Säugling etwa ab zwei Wochen nach der Geburt erhält.

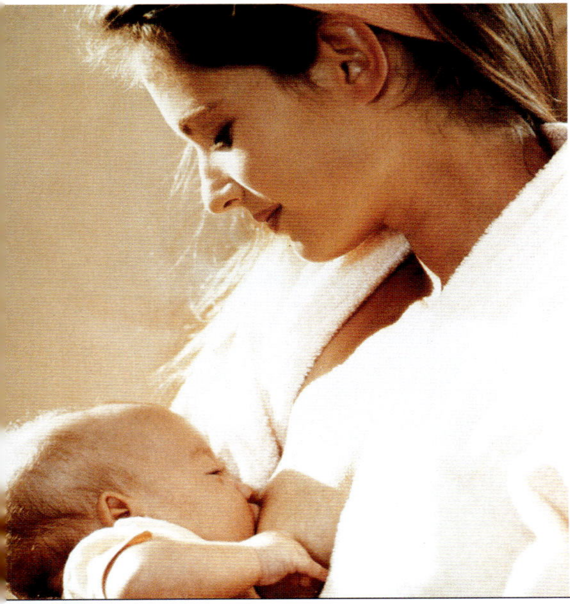

Muttermilch verändert sich auch während einer Stillmahlzeit: Zu Beginn ist sie noch dünnflüssig und wässrig und löscht zunächst den Durst. Im Verlauf der Stillmahlzeit steigt der Fettgehalt an, dann wird der Hunger gestillt. Muttermilch bietet Schutz vor verschiedenen Krankheiten, z. B. vor Magen-Darm-Infektionen und vor Allergien. Vor allem allergiegefährdete Säuglinge sollten möglichst sechs Monate lang voll gestillt werden und keine anderen Lebensmittel bekommen.
Das Saugen an der Brust fördert die Entwicklung des Kiefers und kann dadurch Fehlstellungen der Zähne vorbeugen.
Stillen fördert auch die Gesundheit der Mutter. Durch das Stillen bildet sich z. B. die Gebärmutter schneller zurück. Auch langfristig hat Stillen gesundheitliche Vorteile für die Mutter. So kann es möglicherweise Krebserkrankungen, z. B. Brust- und Eierstockkrebs, vorbeugen.
Stillen fördert die emotionale Bindung zwischen Mutter und Kind. Daran sind vor allem die beiden Hormone Prolaktin und Oxytocin beteiligt, die auch die Milchbildung regeln.
Muttermilch bietet viele praktische Vorteile: Sie ist hygienisch einwandfrei, gut temperiert, billig und jederzeit sofort verfügbar. Durch das Stillen sparen Sie den Aufwand für den Einkauf und die Zubereitung von Fertigmilch sowie das Auskochen der Fläschchen.

Schadstoffe in der Muttermilch sind heute kein Problem mehr. Dank der allgemeinen Bemühungen um eine gesündere Umwelt sind die Gehalte an Schadstoffen in der Muttermilch erfreulicherweise in den letzten Jahren

1357/2006

Herausgegeben vom
aid infodienst
Verbraucherschutz, Ernährung,
Landwirtschaft e. V.
Friedrich-Ebert-Str. 3
53177 Bonn
Internet: http://www.aid.de
E-Mail: aid@aid.de
und der

Deutschen Gesellschaft für Ernährung (DGE) e.V.
Godesberger Allee 18
53175 Bonn
Internet: http://www.dge.de
mit Förderung durch das Bundesministerium für Ernährung, Landwirtschaft und Verbraucherschutz.

Text:
Forschungsinstitut für Kinderernährung Dortmund
PD Dr. Mathilde Kersting
Dr. Ute Alexy
Heinstück 11
44225 Dortmund
Internet: http://www.fke-do.de
mit Förderung durch das Ministerium für Wissenschaft und Forschung des Landes NRW.

Redaktion:
Dipl. oec. troph. Maria Flothkötter, aid
Dr. Christel Rademacher, DGE

Bilder:
Seite 6, 21: Alete; Seite 8: Hipp; Seite 11: MEV; Seite 15: Milupa; Seite 8, 16: Brönner Verlag, Frankfurt/Main; Seite 22: Strandperle; Seite 23: Schäfer, Fotoservice, PICTURE PRESS, Life; Seite 24: Walker, Camera Press, PICTURE PRESS, Life

Gestaltung:
grafik.schirmbeck
53340 Meckenheim

Druck:
Moeker Merkur Druck GmbH
Niehler Gürtel 102, 50733 Köln

Nachdruck – auch auszugsweise – sowie Weitergabe mit Zusätzen, Aufdrucken oder Aufklebern nur mit Genehmigung der Herausgeber gestattet.

5. Auflage

ISBN 3-8308-0476-8

Inhalt

Liebe Mutter, lieber Vater,

ein Säugling ist etwas ganz Besonderes. Er benötigt neben viel Liebe und Zuwendung auch eine ganz spezielle Ernährung. Dies beruht zum einen darauf, dass die Verdauungsfunktionen im ersten Lebensjahr noch nicht voll ausgereift sind. Hinzu kommt, dass gerade Säuglinge – im Verhältnis zu ihrem Körpergewicht – besonders viel Energie und Nährstoffe benötigen.

Zum Glück ist eine gesunde Ernährung von Säuglingen nicht schwierig. Das Forschungsinstitut für Kinderernährung Dortmund hat auf der Basis der wissenschaftlichen Erkenntnisse einen „Ernährungsplan für das erste Lebensjahr" entwickelt. Dieser Plan hat sich schon seit vielen Jahren bei der Ernährung von Säuglingen bewährt. Er wird auch von der Ernährungskommission der Deutschen Gesellschaft für Kinder- und Jugendmedizin empfohlen.

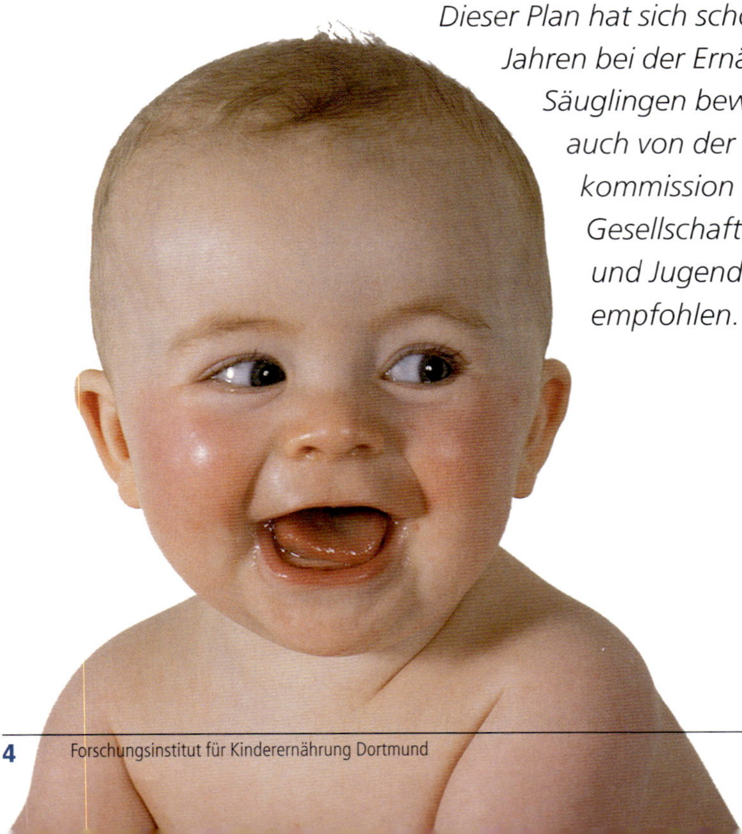

erheblich zurückgegangen. Sie können Ihr Kind ohne Bedenken in den ersten 4-6 Monaten voll stillen und dann nach der Einführung von Beikost so lange weiterstillen, wie Sie und Ihr Kind dies möchten.

Damit Ihre Muttermilch genügend Jod enthält, sollten Sie täglich Jod in Tablettenform (100 µg/Tag) einnehmen. Jod ist wichtig für die geistige und körperliche Entwicklung Ihres Kindes.

Unterstützung und Hilfe bei Stillproblemen

Leider gibt es in Deutschland bislang keine richtige „Stillkultur". Es wird immer noch als normal angesehen, wenn ein Säugling die Flasche bekommt. Eine stillende Mutter fällt dagegen als etwas Besonderes auf. Außerdem wurden die heutigen Mütter meist selbst als Säuglinge nicht gestillt. Sie können daher bei Stillproblemen kaum Hilfe von ihren Müttern erwarten, sondern sind auf andere Hilfen angewiesen. Diese können Hebammen oder Säuglingsschwestern sein, aber auch befreundete Mütter mit Stillerfahrung. Fachkundige Hilfe ist in vielen Geburtskliniken durch speziell ausgebildete Mitarbeiter gewährleistet. In den ersten Tagen nach der Klinikentlassung besucht eine Hebamme die Mutter zu Hause. Auch später können Sie die Hilfe der Hebamme auf Kosten der Krankenkasse so lange in Anspruch nehmen, wie Sie stillen. Weitere Hilfe und Unterstützung beim Stillen erhalten Mütter beim Berufsverband Deutscher Laktationsberaterinnen e.V., der LaLecheLiga Deutschland, der Arbeitsgemeinschaft freier Stillgruppen sowie bei örtlichen Stillgruppen (Adressen siehe Rückseite Ernährungsplan). Nutzen Sie auch die Vorsorgeuntersuchungen bei Ihrem Kinderarzt, um Rat einzuholen.

Reicht die Milch?

Normalerweise hat jede Mutter genug Milch für Ihr Kind. Die Milchbildung passt sich dem jeweiligen Energiebedarf und dem Trinkrhythmus des Säuglings von selbst an.
Legen Sie deshalb Ihr Kind immer an die Brust, wenn es danach verlangt. Um die Milchbildung maximal anzuregen, sollten Sie das Kind anfangs immer an beide Brüste anlegen. Gestillte Kinder benötigen meistens auch nachts ihre Milchration. Nehmen Sie sich Ruhe zum Stillen und trinken Sie reichlich. Ihr Körper braucht für die Milchbildung viel Flüssigkeit. Nur wenn häufiges Anlegen wirklich nicht mehr zur Sättigung führt, sollte nach dem Stillen eine Säuglingsanfangsnahrung (siehe S. 8) mit der Flasche gefüttert werden. Wählen Sie aber den richtigen Sauger: Bei senkrecht nach unten gehaltener Flasche darf nicht mehr als ein Tropfen pro Sekunde fallen. Ist das Loch im Sauger zu groß, gewöhnt sich das Kind schnell ans leichte Trinken aus der Flasche und verweigert dann eventuell das anstrengendere Trinken an der Brust.

Die benötigten Milchmengen können von Kind zu Kind sehr unterschiedlich sein. Sie können sicher sein, dass Ihr Baby genug Milch bekommt, wenn es ausreichend an Gewicht zunimmt. Im ersten Halbjahr ist eine Gewichtszunahme von etwa 150-200 g pro Woche und im zweiten Halbjahr von etwa 100 g normal. Ein gesunder Säugling hat sein Geburtsgewicht nach 4-5 Monaten etwa verdoppelt und nach einem Jahr etwa verdreifacht.

Vorsicht bei Medikamenten und Genussmitteln

Nur in Ausnahmefällen sollte eine Mutter ihr Kind nicht stillen. Ein solcher Fall kann eintreten, wenn die Mutter schwer erkrankt ist, wenn sie bestimmte Medikamente einnehmen muss oder Drogen konsumiert. Es ist wichtig,

Weitere Hinweise zum Thema Stillen:
siehe aid-DGE-FKE-Heft „Empfehlungen für die Ernährung von Mutter und Kind", Seite 20-24

dass stillende Mütter nur die wirklich nötigen Arzneimittel einnehmen und sich beim Arzt oder Apotheker nach ihrer Verträglichkeit für den gestillten Säugling erkundigen. Auch die üblichen Genussmittel gehen teilweise in die Muttermilch über und können so die Gesundheit des Kindes beeinträchtigen. Bei Kaffee und schwarzem sowie grünem Tee ist bis auf ca. drei Tassen pro Tag Zurückhaltung geboten. Das Glas Wein oder Bier sollte die Ausnahme bleiben und auf das Rauchen sollten Mutter und Vater ganz verzichten.

Fertigmilch

Manche Mütter können oder wollen nicht stillen. Dann ist eine Fertigmilch, d. h. eine industriell hergestellte Säuglingsmilchnahrung, die beste Alternative. Für gesunde Säuglinge gibt es Säuglingsanfangsnahrung und Folgenahrung (Folgemilch, siehe Tab rechts).

Säuglingsanfangsnahrung

Fertigmilch mit der Silbe „Pre" im Namen und Fertigmilch mit der Ziffer „1" heißen gemäß gesetzlicher Regelungen Säuglingsanfangsnahrung. Sie werden auf der Basis von Kuhmilch hergestellt und sind in ihrer Zusammensetzung der Muttermilch weitgehend angepasst. Beide sind für die Ernährung während des ganzen ersten Lebensjahres geeignet. Sie unterscheiden sich nur in ihrem Kohlenhydratanteil. Pre-Nahrungen enthalten ebenso wie Muttermilch nur Milchzucker (Laktose).
Sie sind daher ähnlich dünnflüssig wie Muttermilch. „1-Nahrungen" enthalten zusätzlich etwas Stärke. Sie sind daher etwas sämiger und können sättigender wirken. Das kann zu weniger Mahlzeiten pro Tag führen.

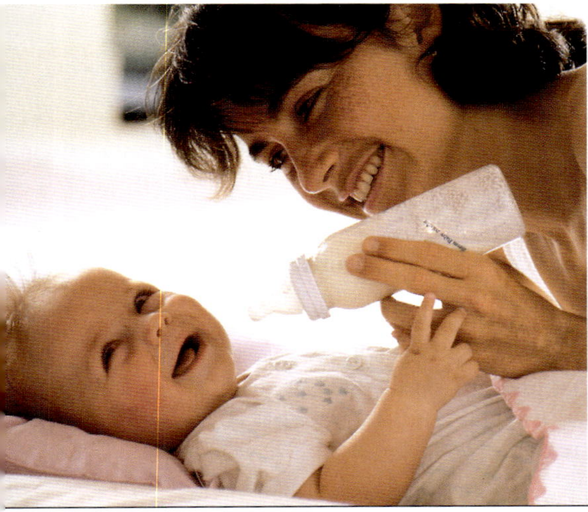

Folgenahrung

Fertigmilchen mit den Ziffern „2" und „3" im Namen sind die so genannten Folgemilchen. Sie sind in ihrer Zusammensetzung weniger an Muttermilch angepasst. Sie können – müssen aber nicht – frühestens ab dem fünften Lebensmonat gegeben werden. Vereinzelt werden Säuglingsmilchnahrungen so genannte probiotische Milchsäurebakterien zugesetzt, die die Bakterienbesiedelung im Darm günstig beeinflussen sollen. Ob dieses für gesunde Säuglinge von Vorteil ist, wird zur Zeit untersucht.

Manche Fertigmilchen enthalten zusätzlich zu Milchzucker und Stärke noch andere Kohlenhydrate oder Zucker, z. B. Maltodextrin oder Saccharose (Haushaltszucker). Sie sind in der Tabelle auf Seite 9 mit einem Stern gekennzeichnet. Der zusätzliche Zucker bringt keine gesundheitlichen Vorteile, sondern kann eine Gewöhnung an den süßen Geschmack fördern.

HA-Nahrung

So genannte HA-Nahrungen wurden für allergiegefährdete, nicht gestillte Säuglinge entwickelt. Säuglinge gelten dann als allergiegefährdet, wenn ihre Eltern oder ihre Geschwister schon eine Allergie haben. HA steht für

Weitere Hinweise siehe FKE-Heft „Empfehlungen für die Ernährung von allergiegefährdeten Säuglingen", vgl. Literaturverzeichnis

Übersicht über Säuglingsmilchnahrungen

Hersteller	Säuglingsanfangsnahrung Kohlenhydrat: Milchzucker	 Kohlenhydrate: Milchzucker, Stärke, evtl. andere Kohlenhydrate	Folgenahrung (Folgemilch)
Alete/Nestlé	Aletemil Pre	Aletemil 1	Aletemil 2 plus*, Aletemil 3 plus*
	Beba Pre	Beba 1	Beba 2, Beba 3*
			Beba 2 probiotisch
Aponti	Aponti Pre	Aponti 1*	Aponti 2*
Hipp	Hipp Pre	Hipp 1	Hipp 2, Hipp 3*, Hipp 3 kristallzuckerfrei*
Holle		Holle 1*	Holle 2*
Humana	Humana Pre	Humana 1*	Humana 2*
		Humana baby-fit 1*	Humana baby-fit 2*, Humana 3*
Milchwerke Mittelelbe	Pre Milasan	Milasan 1	Milasan 2
Milupa	Aptamil Pre	Aptamil 1	Aptamil 2
			Aptamil 3*, ab 8. Monat
	Milumil Pre	Milumil 1*	Milumil 2 kristallzuckerfrei*
			Milumil 2*
			Milumil 3*, ab 8. Monat
Somalon		Bebivita 1*	Bebivita 2*, Bebivita 3*
Töpfer	Pre Lactana A	Lactana B*	Lactana C
Vitagermine		Babybio 1*	Babybio 2*
WCO, Kinderkost Werk		Ki-Na 1	Ki-Na 2

*** Enthalten als Kohlenhydrate neben den wünschenswerten Mengen von Milchzucker (Laktose) und Stärke noch andere, aber überflüssige Kohlenhydrate.**

„hypoallergen", das bedeutet allergenreduziert. HA-Nahrungen werden ebenfalls aus Kuhmilch hergestellt. Allerdings wird das Protein (Eiweiß) der Kuhmilch aufgespalten, so dass es nicht mehr so stark Allergie auslösend wirkt. HA-Nahrungen sind daher zur Vorbeugung von Allergien geeignet. Ansonsten unterscheiden sich HA-Nahrungen nicht von den anderen Säuglingsanfangsnahrungen. Auch hier ist eine Umstellung auf hypoallergene Folgenahrungen (HA2-Nahrungen) im zweiten Lebenshalbjahr nicht notwendig. Durch die Aufspaltung des Proteins schmecken HA-Nahrungen leicht bitter. Säuglinge, die noch keinen anderen Geschmack kennen gelernt haben, akzeptieren diese Produkte aber in der Regel. Ein Süßen der HA-Nahrung mit Zucker oder Süßstoff ist nicht zu empfehlen. Die Zugabe von Zucker würde den Energiegehalt zu sehr erhöhen. Bei Zugabe von Süßstoffen könnte es zu einer Überschreitung der maximal zulässigen Aufnahmemengen kommen.

Falls eine Allergie beim Säugling nachgewiesen wurde, dürfen HA-Produkte nicht mehr gegeben werden, dann ist eine Spezialnahrung notwendig (siehe S.10).

Besprechen Sie am besten schon vor der Geburt mit Ihrem Frauenarzt oder Kinderarzt, ob Ihr Säugling möglicherweise allergiegefährdet ist und was dann bei seiner Ernährung berücksichtigt werden muss. Ihr Kinderarzt berät Sie auch bei den Vorsorgeuntersuchungen in der Frage und empfiehlt gegebenenfalls eine Ernährungsberatung bei einer Ernährungsfachkraft (Diplom-Oecotrophologin, Diät-Assistentin).

Spezialnahrung

In hochgradig hydrolysierten Nahrungen ist das enthaltene Protein noch stärker als in HA-Nahrungen gespalten. Hochgradig hydrolysierte Nahrungen sind deshalb für die Ernährung von Kindern geeignet, bei denen vom Kinderarzt eine Allergie gegen Kuhmilch nachgewiesen wurde. Anders als HA-Nahrungen unterliegen hochgradig hydrolysierte Nahrungen speziellen gesetzlichen Regelungen. Sie sind teurer als herkömmliche Fertigmilchen und HA-Nahrungen, nur in Apotheken erhältlich und schmecken stark bitter.

Milchersatznahrungen auf Sojabasis enthalten keine Bestandteile von Kuhmilch. Trotzdem sind Sojanahrungen für die Vorbeugung von Allergien nicht geeignet. Bei einer Ernährung mit Sojanahrungen treten ebenso häufig Allergien auf wie bei herkömmlicher Fertigmilch. Bekommen Säuglinge, die schon eine Allergie gegen Kuhmilch haben, eine Sojanahrung, entwickeln viele auch eine Allergie

Übersicht über HA-Nahrungen und Spezialnahrungen

	Hypoallergene (HA-)Nahrungen		Spezialnahrungen auf Sojabasis	Hochgradig hydrolysierte Nahrungen
Hersteller	**Anfangsnahrung**	**Folgemilch**		
Alete / Nestlé	Aletemil H.A. 1 Beba Start H.A. Pre Beba H.A. 1	Aletemil H.A. 2 Beba H. A. 2 Beba H. A. 2 probiotisch		Alfaré
Aponti	Aponti H.A.			
granoVita			Sojagen plus	
Hipp	Hipp HA 1	Hipp HA 2		
Humana	Humana HA 1	Humana HA 2	Humana SL	
Mead Johnson			ProSobee	Nutramigen Pregestimil
Milupa	Aptamil Pre HA Aptamil HA 1 Milumil HA 1	 Aptamil HA 2 Milumil HA 2	Milupa SOM	Pregomin
Töpfer	Lactana HA		Lactopriv	
Milasan	Milasan HA 1	Milasan HA 2		

Weitere Hinweise siehe FKE-Heft „Empfehlungen für die Ernährung bei Kuhmilcheiweißallergie", vgl. Literaturverzeichnis

gegen Soja. Wenn trotzdem eine Sojanahrung gefüttert werden soll, muss es auf jeden Fall eine Spezialnahrung für Säuglinge sein, die in ihrer Zusammensetzung den besonderen Bedürfnissen von Säuglingen entspricht.

Weitere Säuglingsmilcharten

Säuglingsmilchnahrungen mit besonderen Merkmalen sollten Sie nur in Absprache mit Ihrem Kinderarzt verwenden. Neuerdings werden einzelne Säuglingsmilchnahrungen zum Einsatz bei Befindlichkeitsstörungen des Säuglings, wie Blähungen oder Verstopfungen angeboten. Diese Produkte unterscheiden sich von herkömmlichen Säuglingsmilchnahrungen u. a. durch einen verminderten Milchzuckergehalt, den Zusatz bestimmter Ballaststoffe, besonderer Fette und teilhydrolisierter Proteine. Ein anderes Produkt, das mit einem Zusatzstoff angedickt wurde, wird für Säuglinge angeboten, die vermehrt „spucken", d. h. einen Teil der Milchnahrung nach der Mahlzeit wieder ausspucken. Befindlichkeitsstörungen wie Blähungen, Verstopfung oder Spucken sind in der Regel harmlos und vorübergehend. Lassen Sie sich von Ihrem Arzt praktische Tipps für das Füttern geben. Eine Umstellung auf eine besondere Milchnahrung sollten Sie nur auf ärztliche Empfehlung vornehmen.

Zubereitung von Fertigmilch

Fertige Säuglingsmilch ist ein idealer Nährboden für Krankheitserreger. Gehen Sie bei der Zubereitung daher besonders sorgfältig und sauber vor: Verschließen Sie angebrochene Packungen des Milchpulvers nach Gebrauch immer und kochen Sie das Leitungswasser für die Zubereitung vorher ab. Falls Sie ein geeignetes Mineralwasser (siehe S. 11) oder spezielles Babywasser für die Zubereitung verwenden, bewahren Sie es nach dem Öffnen im Kühlschrank auf und kochen Sie es vor dem Gebrauch ebenfalls ab.

Spülen Sie benutzte Säuglingsflaschen zuerst mit einer Flaschenbürste und sterilisieren diese dann anschließend durch Auskochen. Hierfür werden die Flaschen in einem großen Topf ganz mit Wasser bedeckt. Das Wasser wird zum Kochen gebracht und sollte drei Minuten sprudelnd kochen. Kochen Sie dabei auch die Sauger mit aus, da sich in deren Oberfläche mit der Zeit kleine Vertiefungen mit Milchresten bilden. Nach dem Auskochen bewahren Sie Flaschen und Sauger am besten mit einem frischen Küchentuch bedeckt auf.
Bereiten Sie die Fertigmilch immer frisch zu. Vermeiden Sie es, fertige Flaschenmilch in Wärmebehältnissen, z. B. unterwegs, aufzubewahren. Hierbei können sich Keime besonders gut vermehren. Besser ist es, abgekochtes Wasser in einer Thermoskanne und das portionierte Pulver in der ausgekochten Säuglingsflasche separat mitzunehmen. Reste von Fertigmilch dürfen nicht wieder verwendet werden.
Halten Sie die Dosierungsempfehlungen auf der Verpackung für die Zubereitung genau ein und streifen Sie den Messlöffel immer mit einem Messerrücken ab.

Welches Wasser ist geeignet?

In der Regel bietet sich **Trinkwasser (Leitungswasser)** für die Zubereitung von Fertigmilch an. Problematisch für die Säuglingsernährung könnten erhöhte Gehalte von Nitrat, Blei oder Kupfer sein. Falls Sie Bedenken haben, informieren Sie sich bei Ihrem örtlichen Gesundheitsamt oder Wasserwerk.

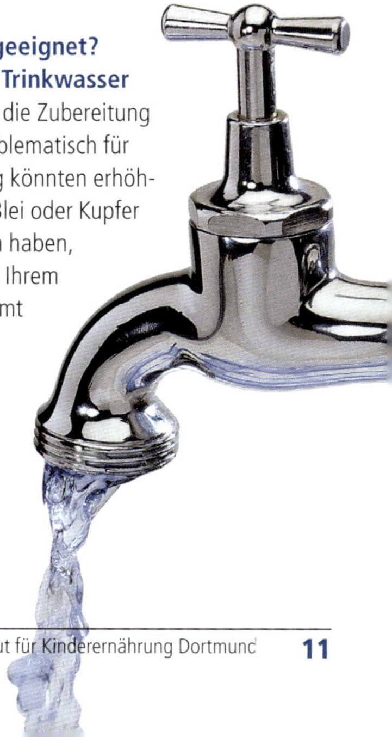

Für den Gehalt an Nitrat im Trinkwasser gilt ein Grenzwert von höchstens 50 mg/l. Er wird nur selten überschritten. Blei ist ein Schwermetall, das auch bei Zufuhr geringer Mengen über einen längeren Zeitraum giftig wirkt. Kinder und Schwangere müssen davor besonders geschützt werden. Die nach der deutschen Trinkwasser-Verordnung zulässige Höchstkonzentration von Blei im Trinkwasser wird von 25 µg Blei/l ab 1. 12. 2013 auf 13 µg/l abgesenkt.

Bis in die 70er Jahre wurde Blei als Installationsmaterial für Wasserleitungen verwendet. In vielen älteren Häusern sind daher noch Wasserleitungen aus Blei vorhanden. In einem solchen Fall sollten Sie es für die Ernährung Ihres Säuglings nicht verwenden. Sicheren Aufschluss über den Bleigehalt im Trinkwasser gibt nur eine Messung der Bleikonzentration im eigenen Haushalt.

Trinkwasserleitungen aus Kupfer sind in der Regel unbedenklich. Ausnahmen kann es geben, wenn der pH-Wert des Trinkwassers, das heißt der Gehalt an Säure, den von der Trinkwasser-Verordnung angegebenen Wert unterschreitet, so dass vermehrt Kupfer aus der Leitung gelöst wird. Dies kann vor allem bei Wasser aus einem eigenen Hausbrunnen der Fall sein.

Ist Ihr Trinkwasser für die Zubereitung von Fertigmilch nicht geeignet, sollten Sie ein **Mineralwasser** verwenden, auf dessen Etikett „Geeignet für die Zubereitung von Säuglingsnahrung" steht.

Selbst hergestellte Säuglingsmilch

Es ist nicht empfehlenswert, Säuglingsmilch selbst herzustellen, denn diese kann nie den ausgewogenen Nährstoffgehalt einer Fertigmilch erreichen. Außerdem ist der Aufwand für die sorgfältige Zubereitung sehr hoch, um das Risiko einer Magen-Darm-Infektion oder einer Fehlernährung zu vermeiden. Wenn Sie trotz dieser Nachteile Säuglingsmilch selbst herstellen möchten, kommt nur eine Halbmilch (halb Milch, halb Wasser) mit Fett- und Kohlenhydratzusatz in Frage.

Ein genaues Rezept und weitere Hinweise zur Ernährung mit selbst hergestellter Milch können Sie auf Anfrage vom FKE erhalten (Anschrift siehe S. 3).

Manche Mütter möchten ihren Säugling alternativ ernähren, z. B. mit einer Säuglingsmilch auf der Basis von **Ziegen-, Schafs-** oder **Stutenmilch.** Dies ist – ebenso wie die Selbstherstellung aus Kuhmilch – grundsätzlich nicht empfehlenswert. Zudem unterscheidet sich die Milch verschiedener Tierarten in ihrer Zusammensetzung. Eine Säuglingsmilch aus Ziegen-, Schafs- oder Stutenmilch müsste daher nach jeweils speziellen Rezepten hergestellt werden. Ziegenmilch enthält nur geringe Mengen an Folsäure, so dass zusätzlich das Risiko eines Folsäuremangels besteht. Milch anderer Tierarten ist außerdem nur schwer erhältlich.

Von manchen „alternativen" Autoren werden **vegetarische „Milchnahrungen"**, z. B. „Frischkornmilch", „Mandelmilch" oder „Reismilch", für die Ernährung von Säuglingen empfohlen. Diese Nahrungen sind für Säuglinge auf keinen Fall geeignet. Je nach Rezept ist der Proteingehalt zu gering, die Proteinqualität unzureichend, und es mangelt an verschiedenen Vitaminen und Mineralstoffen. Tatsächlich sind bei Säuglingen, die auf diese Weise ernährt wurden, schon ernsthafte Wachstumsstörungen aufgetreten.

Ab dem 5.-7. Monat: Einführung von Beikost

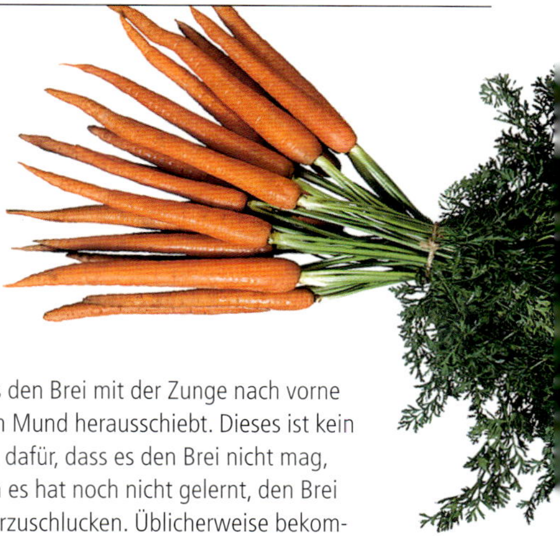

Nach 4-6 Monaten bekommt der Säugling seinen ersten Brei. Damit wird eine Milchmahlzeit durch einen Brei ersetzt. Beginnen Sie mit einem **Gemüse-Kartoffel-Fleisch-Brei**. Dieser Brei ist durch den Fleischanteil besonders eisenreich. Eisen ist ein Nährstoff, den Säuglinge nach den ersten 4-6 Monaten in größeren Mengen brauchen, da ihre eigenen Eisenreserven dann erschöpft sind.
Einen Monat später ersetzen Sie eine zweite Milchmahlzeit durch einen **Milch-Getreide-Brei.** Er liefert vor allem wertvolles Protein (Eiweiß) und Calcium. Als dritter Brei folgt ein **Getreide-Obst-Brei,** der eine weitere Milchmahlzeit ersetzt. Die restlichen Mahlzeiten geben Sie wie gewohnt als Muttermilch oder Fertigmilch.
Einführung von Beikost bedeutet nicht gleich Abstillen, sondern lediglich eine allmähliche Verminderung der Muttermilchmenge und der Zahl der Stillmahlzeiten. Neben der Beikost und später bei Einführung der Familienkost können Sie weiter teilstillen – solange Sie und Ihr Kind dies möchten.
Insgesamt werden für die Beikost nur wenige Lebensmittel benötigt. Eine vielfältige Lebensmittelauswahl ist in der Säuglingsernährung nicht notwendig und erschwert es, die Ursache eventueller Unverträglichkeiten, z. B. einer Allergie, eindeutig zu erkennen.

Beginn der Löffelfütterung

Säuglingen fällt es anfangs schwer, vom Löffel zu essen. Hierzu sind ganz andere Bewegungsabläufe mit der Zunge und den Lippen notwendig als zum Saugen. Lassen Sie sich deshalb nicht verunsichern, wenn Ihr Kind anfangs den Brei mit der Zunge nach vorne aus dem Mund herausschiebt. Dieses ist kein Zeichen dafür, dass es den Brei nicht mag, sondern es hat noch nicht gelernt, den Brei herunterzuschlucken. Üblicherweise bekommen Säuglinge in Deutschland als erste Beikost Gemüse. Bewährt hat sich Karottenpüree. Karotten schmecken leicht süßlich und werden von den meisten Säuglingen gut akzeptiert. Außerdem lösen gekochte Karotten nur selten Allergien aus. Am besten nehmen Sie anfangs ein Fertigprodukt aus dem Gläschen. Ihr Kind wird zunächst nur geringe Mengen davon essen, und es lohnt sich nicht, diese Mengen selbst zu kochen.

Zu beachten ist, dass einmal erwärmter Brei nicht wieder aufgewärmt werden sollte, denn enthaltene Keime können sich explosionsartig vermehren und beim Kind zu Magen-Darm-Erkrankungen führen.

Natürlich können Sie die Beikost auch mit einem anderen Gemüse beginnen (siehe S. 16). Allerdings gibt es im Handel fast nur Karotten als Einzelprodukt für Säuglinge, die anderen Gemüsezubereitungen enthalten zusätzliche Zutaten. Wenn die ersten Schwierigkeiten mit der Löffelfütterung überwunden sind, können Sie zunächst zu einem Gemüse-Kartoffel-Brei mit Fettzusatz und dann zu einem vollständigen Gemüse-Kartoffel-Fleisch-Brei übergehen, der eine ganze Milchmahlzeit ersetzt.

Übersicht über Fertigprodukte für Säuglinge

	Angeboten als	Entsprechung im Ernährungsplan
Komplette Mahlzeiten		
Menüs mit Fleisch (z. B. Baby-Menüs, Junior-Menüs)	Gläschen	Gemüse-Kartoffel-Fleisch-Brei
Menüs ohne Fleisch (z. B. Gemüse mit Vollkornnudeln)	Gläschen	Gemüse-Kartoffel-Haferflocken-Brei (bei vegetarischer Ernährung)
Getreide-Obst-Breie (z. B. Vollkorn-Früchte-Breie)	Gläschen	Getreide-Obst-Brei
Milch-Getreide-Brei (z. B. Milchfertigbreie, Milchbreie, Abendbreie)	Pulver, Gläschen	Milch-Getreide-Brei
Milchersatzbreie (z. B. Spezialbrei, Sojabreie)	Pulver	Milch-Getreide-Brei (bei Kuhmilchunverträglichkeit)
Zutaten für Beikost-Mahlzeiten		
Getreide (z. B. Getreideflocken, Frischmilchbreie)	Pulver	Zutat zum Milch-Getreide-Brei oder Getreide-Obst-Brei
Gemüse (z. B. Karotten, Gemüsemischungen)	Gläschen	Zutat zum Gemüse-Kartoffel-Fleisch-Brei
Obst (z. B. Obstmischungen)	Gläschen	Zutat zum Milch-Getreide-Brei oder Getreide-Obst-Brei
Fleisch-Stärke-Zubereitungen (z. B. Rindfleisch-Zubereitung mit Reis)	Gläschen	Zutat zum Gemüse-Kartoffel-Fleisch-Brei
Säfte (z. B. Apfelsaft, Karottensaft)	Flaschen	Zutat zum Gemüse-Kartoffel-Fleisch-Brei oder Milch-Getreide-Brei
Sonstiges		
Milchhaltige Zwischenmahlzeiten (z. B. Jogurt und Früchte, Quark und Früchte)	Gläschen	keine Entsprechung
Kleingebäck		keine Entsprechung
Wasser	Tetrapack	evtl. zur Zubereitung von Säuglingsmilchnahrung (siehe S.10)
Tee	Instant, Beutel, Flaschen	Getränk (siehe S. 25)
Saft-Tee-Mischungen	Flaschen	Getränk (siehe S. 25)
Saft-Schorlen	Flaschen	Getränk (siehe S. 25)

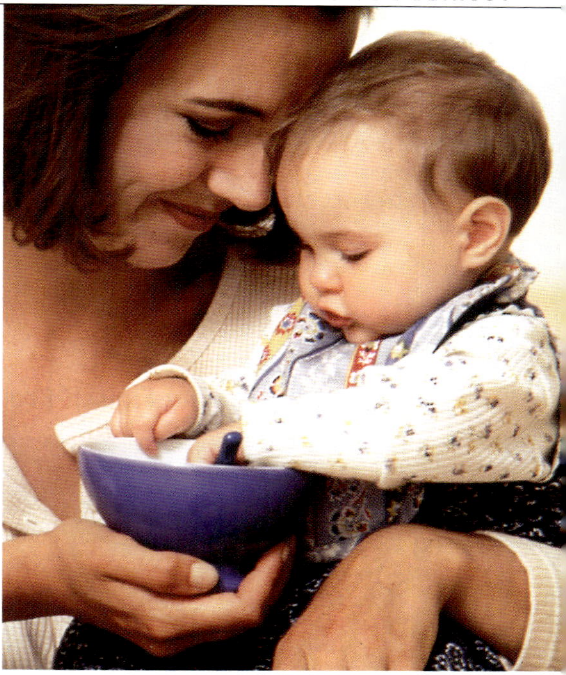

Selbst zubereitete Beikost oder Fertigprodukte?

Für die meisten Mütter stellt sich die Frage, ob sie die Beikost selbst zubereiten oder Fertigprodukte aus dem Handel nehmen. Beide Verfahren haben Vor- und Nachteile.
Ein Vorteil der industriell hergestellten Beikost ist der geringe **Schadstoffgehalt.** Lebensmittel für Säuglinge und Kleinkinder sind so genannte diätetische Lebensmittel. Für diese gelten höhere gesetzliche Qualitätsansprüche als für andere Lebensmittel. Sie können nur durch den Verzicht auf Pflanzenschutz-, Schädlingsbekämpfungs- und Vorratsschutzmittel eingehalten werden. Industriell hergestellte Säuglingsnahrung ist daher praktisch schadstofffrei.
Aber auch andere Lebensmittel werden von der amtlichen Lebensmittelüberwachung kontrolliert. Sie sind ausreichend sicher und unbedenklich für die Zubereitung von Beikost im Haushalt geeignet. Das gilt sowohl für Bio-Lebensmittel als auch für herkömmliche Lebensmittel.
Die Verwendung von Fertigprodukten spart Ihnen Zeit und Arbeit. Dagegen ist der zeitliche Aufwand für die Selbstzubereitung der Beikost nicht unerheblich.
Bei der Selbstzubereitung von Beikost haben Sie es in der Hand, die Anzahl der Zutaten in wünschenswerter Weise zu begrenzen. Auf Salz und Zucker können Sie bewusst verzichten. Außerdem bleibt der Geschmack bei selbst hergestellten Breien besser erhalten als bei Fertigprodukten.

Fertigprodukte sind erheblich teurer als selbst zubereitete Mahlzeiten.

In Deutschland wird ein großes Sortiment an Fertigprodukten für Säuglinge angeboten. Bei Marktübersichten, die vom Forschungsinstitut für Kinderernährung erstellt wurden, waren über 500 Beikostprodukte im Handel. Etwa die Hälfte der Produkte waren komplette Mahlzeiten, die jeweils einen Brei aus dem Ernährungsplan ersetzen können. Bei der anderen Hälfte handelte es sich um Produkte, die als Zutaten für die Selbstzubereitung von Breien verwendet werden können, z. B. Obst- oder Gemüsegläschen oder Getreideprodukte.

Einige Produkte (z. B. Zwischenmahlzeiten mit Jogurt oder Quark) sind im Ernährungsplan für das erste Lebensjahr nicht enthalten und wegen des hohen Gehaltes an Eiweiß und Zucker nicht erwünscht. Grundsätzlich sollten Sie sich bei der Auswahl von Fertigprodukten an den entsprechenden Rezepten für die Selbstzubereitung der Beikost orientieren. Über die ungefähre Rezeptur der Fertigprodukte gibt die Zutatenliste Auskunft. Auf ihr sind die Zutaten

in absteigender Reihenfolge ihres Mengenanteils im Produkt aufgeführt.
Spezielle Hinweise zur Auswahl von geeigneten Fertigprodukten für die verschiedenen Breimahlzeiten finden Sie in diesem Heft jeweils nach der Anleitung für den selbst hergestellten Brei. Eine Übersicht zum Angebot an Fertigprodukten in Deutschland mit Angaben zu den Zutaten und Nährstoffgehalten finden Sie auf der Homepage des Forschungsinstituts für Kinderernährung unter www.fke-do.de

Gemüse-Kartoffel-Fleisch-Brei

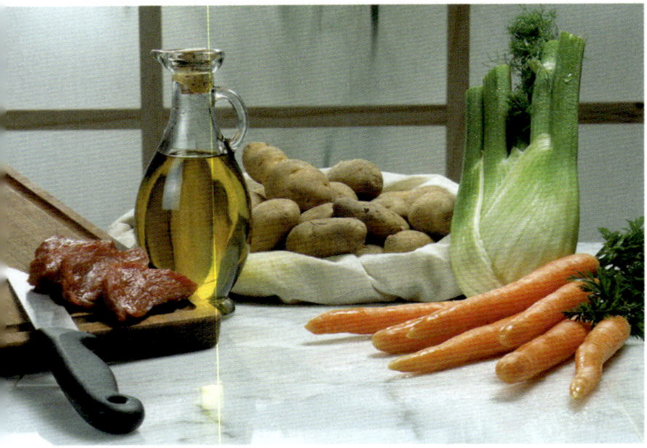

Für den Gemüse-Kartoffel-Fleisch-Brei werden neben **Kartoffeln** nur noch vier weitere Zutaten benötigt (das genaue Rezept finden Sie auf S. 28):

- Als **Gemüse** können Sie nährstoffreiche, gut verträgliche Sorten verwenden, z. B. Karotten, Fenchel, Zucchini, Kürbis, Blumenkohl, Brokkoli oder Pastinaken. Besonders in den ersten Wochen der Breifütterung ist es aber nicht notwendig, die Gemüsesorte häufig zu wechseln. Zum einen würde dadurch das Allergierisiko erhöht, zum anderen braucht der Säugling noch keine weitere geschmackliche Abwechslung. Anstelle von frischem Gemüse können Sie auch Tiefkühl-Gemüse (ohne Zusätze von Gewürzen, Sahne und ähnlichen Zutaten), selbst eingefrorenes Gemüse oder Gemüsegläschen mit oder ohne Kartoffeln für Säuglinge nehmen.
- Als **Fleisch** eignen sich magere Stücke von Rind, Kalb, Schwein, Lamm oder Geflügel. Verwenden Sie anfangs nur eine Fleischsorte. Wenn Ihr Kind diese verträgt, führen Sie weitere Sorten ein. Um sich das Pürieren von Fleisch im Haushalt zu erleichtern, können Sie das Fleisch schon vom Metzger durch den Fleischwolf drehen lassen. Es muss dann aber noch am selben Tag gegart werden.
- Als **Saft** für den Gemüse-Kartoffel-Fleisch-Brei sollten Sie einen Vitamin-C-reichen Saft oder ein entsprechendes Obstpüree verwenden, z. B. Orangensaft, der von Natur aus reich an Vitamin C ist, oder ein mit Vitamin C angereichertes Produkt für Babys. Verträgt Ihr Kind Saft oder Obst nicht, können Sie den Brei auch mit etwas Wasser pürieren.
- Als **Öl** ist Rapsöl empfehlenswert, da es eine sehr gute Fettsäurenzusammensetzung hat. Geeignet sind außerdem Soja-, Sonnenblumen- oder Maiskeimöl. Auf kalt gepresste (d. h. nicht raffinierte) Öle sollten Sie im ersten Lebensjahr vorsichtshal-

ber verzichten. Bei der Raffination werden unerwünschte Stoffe, z. B. Schwermetalle und Rückstände von Pflanzenschutzmitteln, entfernt.

Für die **Eisenversorgung** Ihres Kindes ist es am besten, wenn es jeden Tag einen Brei mit Fleisch bekommt. Möchten Sie Ihrem Kind lieber seltener oder gar kein Fleisch geben, finden Sie auf Seite 27 ein Rezept für einen vegetarischen Brei als Ersatz. Besonders viel Eisen enthält Rindfleisch.

Um Zeit und Arbeit zu sparen, können Sie mehrere Portionen des Gemüse-Kartoffel-Fleisch-Breis auf einmal kochen, pürieren und portionsweise in Gefrierdosen oder Gläschen einfrieren. Tiefgefrorener Brei ist bei –18° C bis zu zwei Monate haltbar. Er sollte erst direkt vor dem Füttern wieder aufgetaut werden, z. B. im Wasserbad oder in der Mikrowelle. Rühren Sie den Brei beim Erwärmen in der Mikrowelle gut durch und prüfen anschließend die Temperatur! Denn oft fühlt sich das Gefäß noch kalt an, der Brei kann aber im Inneren schon heiß sein. Im Kühlschrank ist vorgekochter Brei nur einen Tag haltbar. Aufgewärmte Breiportionen dürfen kein weiteres Mal erwärmt werden.

Was ist bei Fertigprodukten zu beachten?

Als Gemüse-Kartoffel-Fleisch-Brei werden so genannte **„Baby-Menüs"** (ca. 190 g pro Mahlzeit) oder **„Junior-Menüs"** (ca. 220 g pro Mahlzeit) im Gläschen angeboten. Baby-Menüs sind fein püriert und für Säuglinge ab dem fünften Monat geeignet. Junior-Menüs enthalten dagegen schon größere Stückchen und sind für Säuglinge etwa ab dem achten Monat geeignet.

Je einfacher die **Rezeptur** des Menüs ist, das heißt, je weniger Zutaten enthalten sind, desto besser. Baby- und Junior-Menüs müssen nicht mehr als vier Zutaten enthalten, und zwar:

- ein Gemüse,
- Kartoffeln, Reis oder Nudeln,
- Fleisch (pro Mahlzeit ca. 20 g bei Baby-Menüs und 30 g bei Junior-Menüs),
- Fett (pro Mahlzeit ca. 8-10 g).

Zutatenlisten für einen Gemüse-Kartoffel-Fleisch-Brei

Zutaten des selbstzubereiteten Breis	Beispiel für die Zutatenliste eines empfehlenswerten Fertigprodukts	Beispiel für die Zutatenliste eines weniger empfehlenswerten Fertigprodukts	Kommentar
Gemüse, Kartoffeln, Saft, Fleisch, Rapsöl	Karotten, Kartoffeln, Wasser, Rindfleisch, pflanzliches Öl	Gemüse (Karotten, Erbsen, Sellerie, Zwiebeln), Wasser, Magermilch, Schweinefleisch, Teigwaren, gekocht, Reis, gekocht, Hartweizengrieß, Pflanzenöl, Salz, Gewürze	eine Gemüsesorte reicht aus, Kartoffeln sind wertvoller als Teigwaren (Nudeln) und Reis, der Brei sollte milchfrei sein, Salz und Gewürze sind überflüssig

Die meisten Menüs enthalten heute weniger als die empfohlene Menge **Fleisch.** Dann ist es für die Eisenversorgung Ihres Kindes besonders wichtig, möglichst täglich ein fleischhaltiges Menü zu verwenden.
Liegt der **Fettgehalt** des Fertigprodukts unter den empfohlenen 8-10 g pro Mahlzeit, können Sie dem Brei die fehlende Menge zusetzen (1 Teelöffel Öl = 4 g). Angaben zum ursprünglichen Fettgehalt sowie zum Gehalt an Fleisch befinden sich auf der Banderole der Produkte.

Industriell hergestellte Fertigprodukte verlieren durch die Konservierung an Geschmack. Deshalb enthalten sie zur Geschmacksverbesserung meistens **Salz, Jodsalz** oder Fleischbrühe. Die niedrigen gesetzlichen Grenzwerte für Natrium bzw. Salz in Beikost werden damit nicht überschritten. Bitte salzen Sie nicht nach, auch wenn Ihnen der Brei fade erscheint. Der Brei soll dem Säugling, der noch einen feineren Geschmack hat, und nicht dem Erwachsenen schmecken.

Milch-Getreide-Brei

Für die Zubereitung des Milch-Getreide-Breis werden nur drei verschiedene Zutaten benötigt: Milch, Getreide und Fruchtsaft. Das Rezept finden Sie auf S. 28.

- Als **Milch** verwenden Sie herkömmliche Vollmilch (Trinkmilch) oder Säuglingsmilch („Pre", „1" oder „2"). Der Fettgehalt von 3,5 % der Vollmilch ist wichtig, da der Bedarf an Fett im ersten Lebensjahr besonders hoch ist. Dabei ist es unerheblich, ob es sich um pasteurisierte Frischmilch oder ultrahocherhitzte H-Milch handelt. Beide Milchsorten unterscheiden sich in ihrem Nährstoffgehalt nicht wesentlich. Rohmilch und Vorzugsmilch sind für Säuglinge aus hygienischen Gründen nicht geeignet, da sie noch krankheitsauslösende Keime enthalten können. Außerdem ist der Fettgehalt nicht standardisiert.

  Wenn Sie weiter stillen möchten, ist es auch möglich, anstatt des Milch-Getreide-Breis den Getreide-Obst-Brei (siehe S. 20) plus Muttermilch als Stillmahlzeit zu geben. Wenn Sie nicht mehr stillen, können Sie den Brei mit derselben Säuglingsmilch zubereiten, die Sie für das Fläschchen verwenden.
- Als **Getreide** sind reine Flocken oder Grieß empfehlenswert. Verwenden Sie möglichst Vollkornprodukte, z. B. Haferflocken, ohne Zusatz von Zucker oder anderen Zutaten. Dies gilt auch für Instant-Flocken und so genannte Frischmilchbreie, die für Säuglinge angeboten werden. Überprüfen Sie daher vor dem Kauf die Zutatenliste. Von Vorteil ist ein Zusatz von Jod. Er ist auf der Zutatenliste unter der Bezeichnung Kaliumjodid oder Kaliumjodat vermerkt.
  Instant-Flocken oder Frischmilchbrei-Pulver müssen in der Regel nur noch in die heiße Milch eingerührt werden. Genaue Anweisungen für die Zubereitung finden Sie auf der Verpackung.

ZUM RAUSTRENNEN:

Ernährungsplan für das 1. Lebensjahr

Forschungsinstitut für Kinderernährung Dortmund

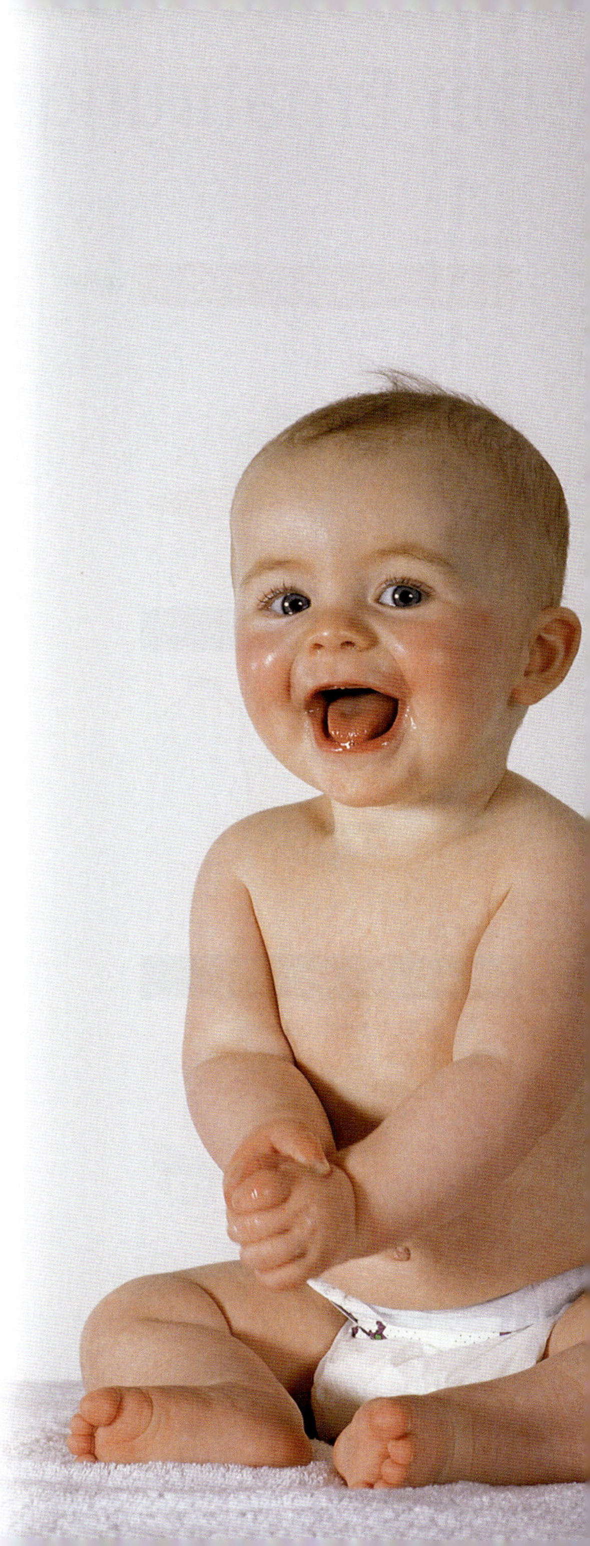

Der Ernährungsplan für das

Erster Brei:

Gemüse-Kartoffel-Fleisch-Brei*

90-100 g	Gemüse
40-60 g	Kartoffeln
30-45 g	Obstsaft
8-10 g	Rapsöl
20-30 g	Fleisch

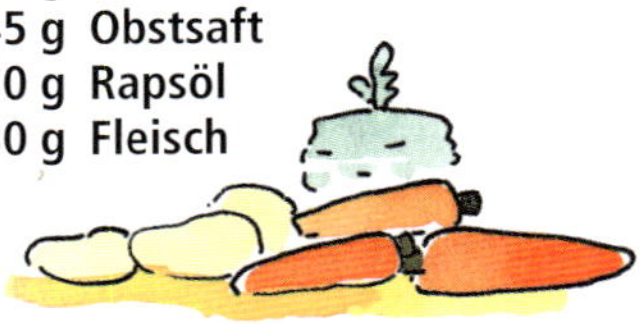

Zweiter Brei:

Milch-Getreide-Brei*

200 g	Milch
20 g	Getreideflocken
20 g	Obstsaft, -püree

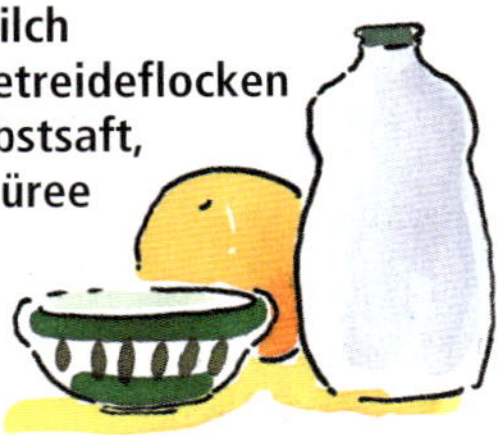

Dritter Brei:

Getreide-Obst-Brei*

20 g	Getreideflocken
90 g	Wasser
100 g	Obst
5 g	Butter

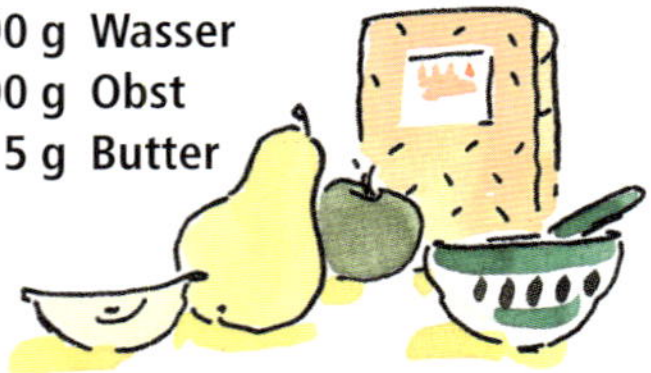

Industriell hergestellte Beikostmahlzeiten:

- Baby-/Junior-Menü
- Milchfertigbrei
- Getreide-Obst-Brei

* Mengen je nach Alter, vgl. S. 28-29

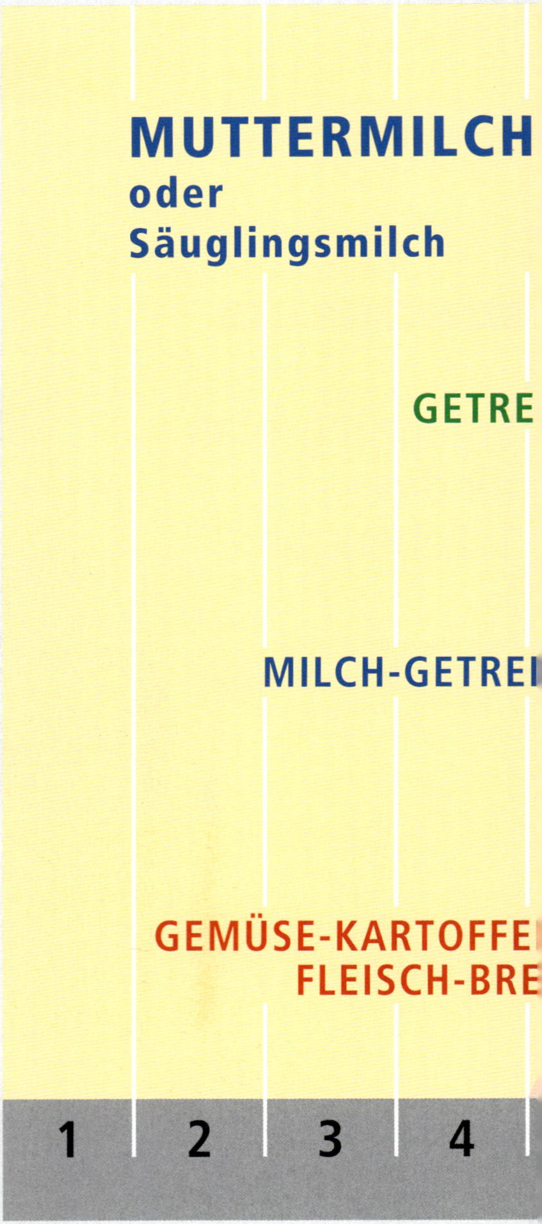

Lebensjahr

FKE

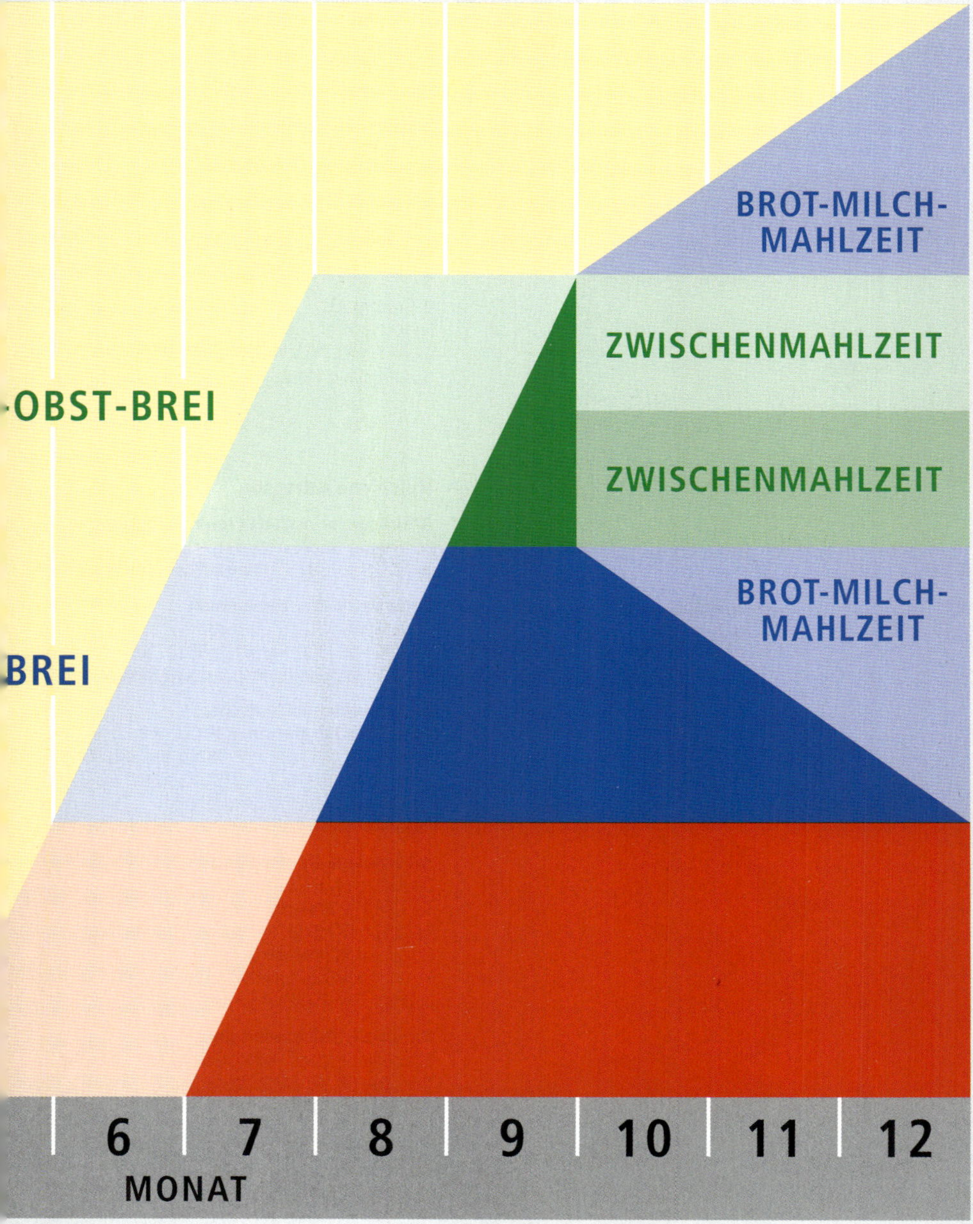

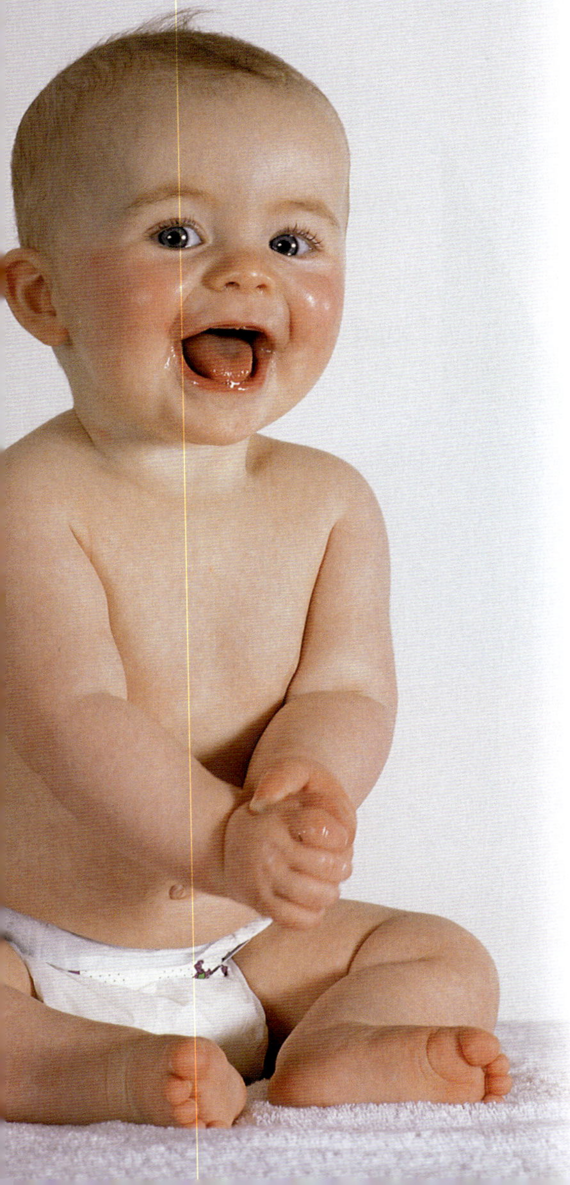

Weiterführende Literatur:

Alexy, U., Kersting, M.:
Was Kinder essen und was sie essen sollten.
Hans Marseille Verlag GmbH, München 1999

Dohmen B.:
So ernähre ich mein Baby richtig und gesund.
Trias Verlag, Stuttgart 1999

Hanreich I., Macho, B.:
Rezepte und Tipps für Babys Beikost.
Hanreich Verlag, Wien 2002

Nationale Stillkommission:
Stillempfehlungen.
Bundesinstitut für Risikobewertung
Thielallee 88-92, 14195 Berlin

v. Cramm, D.:
So schmeckt's! Gesundes Essen für Babys und große Kinder. WDV Wirtschaftsdienst,
Bad Homburg 1999

Hilfreiche Adressen:

Arbeitsgemeinschaft Freier Stillgruppen
Bornheimer Straße 100, 53119 Bonn
Tel: 0228 3503871, Internet: www.afs-stillen.de

Bund Deutscher Hebammen
Gartenstraße 26, 76133 Karlsruhe
Tel: 0721 981890, Fax: 0721 9818920
E-Mail. info@bdh.de, Internet: www.bdh.de

Bundesverband Deutscher Laktationsberaterinnen IBCLC e.V.
Saarbrückener Straße 157, 38116 Braunschweig
Tel: 0531 2506990, Fax: 0531 2506991
E-Mail: bdl-sekretariat@t-online.de
Internet: www.bdl-stillen.de

LaLecheLiga Deutschland
Dannenkamp 25, 32479 Hille
Tel: 06851 2524 (Info-Hotline)
Tel: 0571 48946 (Büro), Fax: 0571 4049480
E-Mail: info@lalecheliga.de
beratung@lalecheliga.de
Internet: www.lalecheliga.de

Nationale Stillkommission
Nationale Stillkommission, Geschäftsstelle BgVV,
Thielallee 88-92, 14195 Berlin
Fax: 030 8412 3715
E-Mail: stillkommission@bgvv.de
Internet: www.bgvv.de/institut/kommission/stillkommission

Als **Saft** eignet sich entweder Orangensaft oder ein anderer, mit Vitamin C angereicherter Saft bzw. Obstpüree. Vitamin C verbessert die Ausnutzung von Eisen aus Getreide.

Was ist bei Fertigprodukten zu beachten?

Milch-Getreide-Breie werden in verschiedener Form angeboten. Milchfertigbreie in Pulverform enthalten den Milchanteil in Form von getrockneter Milch oder getrockneten Milchbestandteilen und müssen nur noch mit Wasser angerührt werden. Milchbreie im Gläschen sind schon verzehrfertig.
Achten Sie auch beim Milch-Getreide-Brei darauf, dass die Zusammensetzung so einfach wie möglich ist und weitgehend der Rezeptur für die Selbstzubereitung entspricht.
Verwenden Sie Milchbreie erst zu dem Zeitpunkt, der im Ernährungsplan angegeben ist, auch wenn bei vielen Milchfertigbreien schon frühere Zeitpunkte, z. B. „nach dem 4. Monat" angegeben werden. Die meisten Milchfertigbreie enthalten den Milchanteil als Folgemilch wie in einer Fertigmilchnahrung. Auch solche Breie sind im Rahmen des Ernährungsplans geeignet. Fertigbreie, die laut Hersteller später, z. B. ab dem 6., 8. oder 12. Monat eingesetzt werden, enthalten vermehrt Zutaten, die für den Säugling überflüssig sind, wie Nüsse, Kakao, Schokolade, Aromen und Gewürze.

Zusätze von **Zucker** oder ähnlichen Zutaten fördern die Entstehung von Karies und die Gewöhnung an den süßen Geschmack. Oft verbirgt sich Zucker in der Zutatenliste unter Begriffen wie Saccharose (Haushaltszucker), Glucose (Traubenzucker) oder Glucosesirup, Fructose (Fruchtzucker), Maltose (Malzzucker) oder Maltodextrin. Alternative Süßungsmittel wie Honig, Ahornsirup oder Apfeldicksaft bieten gegenüber herkömmlichem Zucker keine wesentlichen Vorteile.

Die Breie sollten einen **Jodzusatz** haben (Zutatenliste: Kaliumjodid oder Kaliumjodat). Bevorzugen Sie Produkte, die Getreide als Vollkorngetreide enthalten.

Zutatenlisten für einen Milch-Getreide-Brei

Zutaten des selbst zubereiteten Breis	Beispiel für die Zutatenliste eines empfehlenswerten Fertigprodukts (Trockenprodukt)	Beispiel für die Zutatenliste eines weniger empfehlenswerten Fertigprodukts	Kommentar
Vollmilch oder Säuglingsmilch, Getreideflocken, Saft	Reis, Folgemilch, Bananenpulver, pflanzliche Öle und Fette, Milchfett, Vitamine, Calcium, Eisen, Jod	Getreide (Maisgrieß, Reis), Magermilchpulver, Maltodextrin, pflanzliche Fette und Öle, Zucker, Molkenpulver, Fruchtpulver (Banane, Ananas, Orange, Maracuja, Papaya, Mango), Milchzucker, Emulgator Lecithin, Vanille, Zitronensäure, Vitamine, Eisen, Calcium, Jod	Jeweils eine Getreide- und eine Obstsorte sind ausreichend. Süßungsmittel und Geschmackszutaten sind überflüssig.

Getreide-Obst-Brei

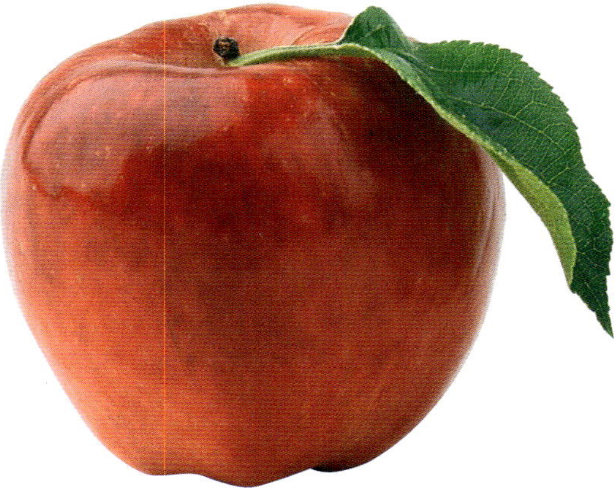

Für die Zubereitung des Getreide-Obst-Breis werden neben Wasser nur noch drei weitere Zutaten benötigt (das Rezept für die Selbstzubereitung finden Sie auf S. 28):

- Als **Getreideflocken** können die gleichen Produkte wie für den Milch-Getreide-Brei verwendet werden.
- Als **Obst** eignet sich am besten frisches Obst der Jahreszeit, z. B. geschälte Äpfel, Birnen, Pfirsiche, Nektarinen oder Aprikosen. Sie werden für die Zubereitung roh zerdrückt oder gerieben. Bananen enthalten viel Zucker, vermischen Sie diese daher mit weniger süßem Obst. Geeignet sind auch reine Obstbreie (neben den oben genannten Sorten auch Heidelbeeren), die als Gläschenkost für Säuglinge angeboten werden oder tiefgekühltes Obst. Die Produkte sollten keine Zuckerzusätze und anfangs nur eine Obstsorte enthalten.
- Als **Fett** fügen Sie dem fertigen Brei etwas Butter zu. Leider vergessen viele Eltern die Fettzugabe.

Obst allein ist keine vollständige Mahlzeit für einen Säugling, da es zu wenig Energie und Nährstoffe enthält.

Was ist bei Fertigprodukten zu beachten?

Getreide-Obst-Breie werden als Fertigprodukte im Gläschen angeboten. Um die Verfügbarkeit des Eisens aus dem Getreide zu erhöhen ist es wichtig, dass keine Milch oder Milchprodukte enthalten sind. Getreide-Obst-Breie werden manchmal vom Hersteller als Zwischenmahlzeit ausgewiesen. Trotzdem können Sie solche Produkte, wenn sie dem Rezept für Selbstzubereitung entsprechen, als vollständige Mahlzeit verwenden.

Auch beim Getreide-Obst-Brei sollte die Zusammensetzung so einfach wie möglich sein und weitgehend der Rezeptur für die Selbstzubereitung entsprechen.

Auch wenn ein anderer Einsatzzeitpunkt als im Ernährungsplan auf dem Etikett angegeben ist, kommen die Produkte für die Verwendung im Rahmen des Ernährungsplans in Frage. Achten Sie darauf, dass Getreide möglichst als Vollkorn, z. B. Haferflocken, enthalten ist. Sinnvoll ist weiterhin ein Brei ohne Zusätze von Zucker oder anderen geschmacksgebenden Zutaten wie Gewürze etc. (siehe Auswahl von Milch-Getreide-Breien).

Getreide-Obst-Breie in Gläschen sind im Vergleich zum Rezept für den selbst zubereiteten Brei oft recht fettarm. Um dessen Fettgehalt zu erreichen, geben Sie dem Fertigbrei einfach so viel Fett zu, dass ein Fettgehalt von etwa 5 g pro Mahlzeit erreicht wird (1 Teelöffel Öl entspricht 4 g). Angaben zum ursprünglichen Fettgehalt finden sich auf der Verpackung der Produkte.

Zutatenlisten für einen Getreide-Obst-Brei			
Zutaten des selbst zubereiteten Breis	**Beispiel für die Zutatenliste eines empfehlenswerten Fertigprodukts**	**Beispiel für die Zutatenliste eines weniger empfehlenswerten Fertigprodukts**	**Kommentar**
Obst, Wasser, Getreideflocken, Butter	Pfirsiche, Vollkornhafermehl, Wasser, Sojaöl	Früchte (Bananen, Äpfel, Birnen, Orangen, Mandarinen), Wasser, Jogurt, Orangensaft, Hafer Zitronensaft, Weizen, Sojaöl	Eine Obstsorte ist ausreichend, der Brei sollte milchfrei sein.

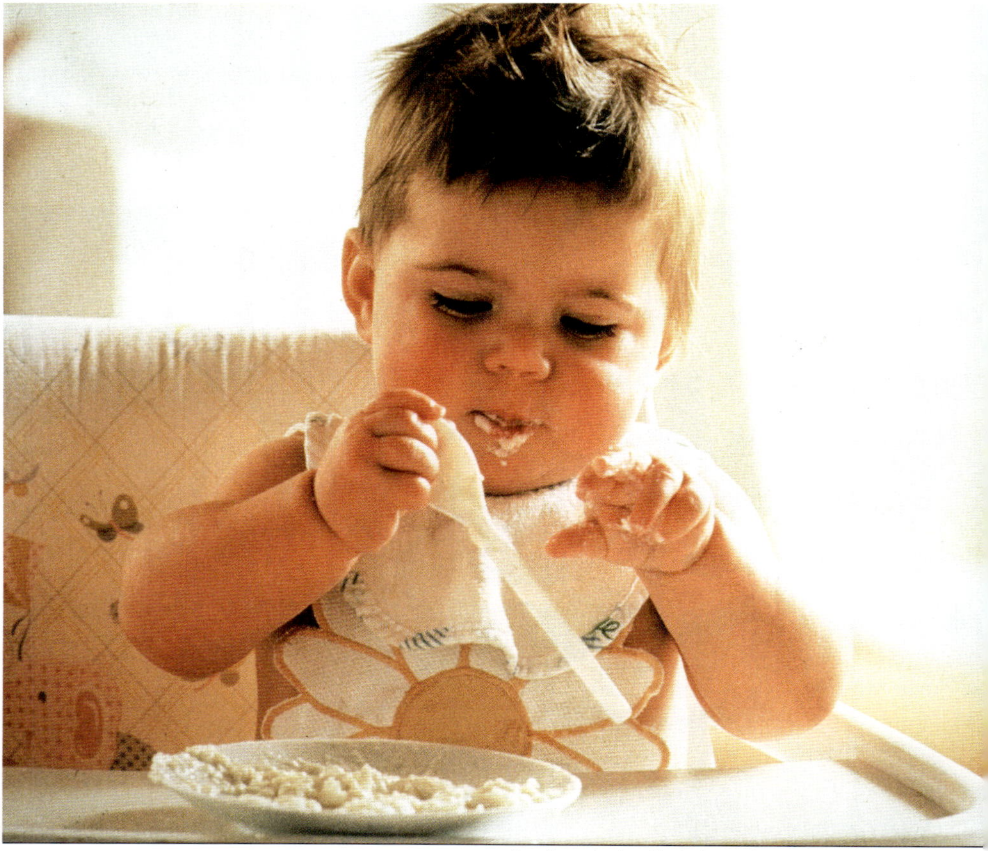

Übergang zur Familienkost

Etwa ab dem 10. Monat geht die spezielle Säuglingsernährung allmählich in die übliche Familienernährung über. Aus den vier etwa gleich großen Milch- und Breimahlzeiten werden nun drei Hauptmahlzeiten und zwei Zwischenmahlzeiten.

Der **Gemüse-Kartoffel-Fleisch-Brei** wird nicht mehr püriert, sondern nur noch zerdrückt. Auch die industriell hergestellten Fertigprodukte für ältere Säuglinge enthalten Stückchen von Gemüse oder Nudeln. Auf diese Weise wird das Kind zum Kauen angeregt. Allmählich geht so der Gemüse-Kartoffel-Fleisch-Brei der Säuglingszeit in das normale Mittagessen der Familie über, bestehend aus Gemüse, Kartoffeln, Reis oder Nudeln sowie an manchen Tagen einer kleinen Portion Fleisch.

Der **Milch-Getreide-Brei** und die **Milchmahlzeit** (Muttermilch oder Fertigmilch) gehen jeweils in eine kalte Hauptmahlzeit über, z. B. das Frühstück und das Abendessen. Geben Sie ihrem Kind während des Übergangs z. B. dünn mit Butter oder Margarine bestrichenes Brot aus fein gemahlenem Vollkornmehl ohne Kruste, das Sie in mundgerechte Stücke geschnitten haben. Dazu kommt etwas geriebenes oder zerdrücktes Obst und Milch. Für die Milch gibt es verschiedene Möglichkeiten. Entweder Sie stillen noch weiter oder Sie geben eine Fertigmilch als Flaschengetränk. Wenn Ihr Kind schon Brot isst und aus der Tasse trinkt, können Sie die Milch als Tassengetränk in Form von Vollmilch geben.
Einen beispielhaften Speiseplan finden Sie auf Seite 29.

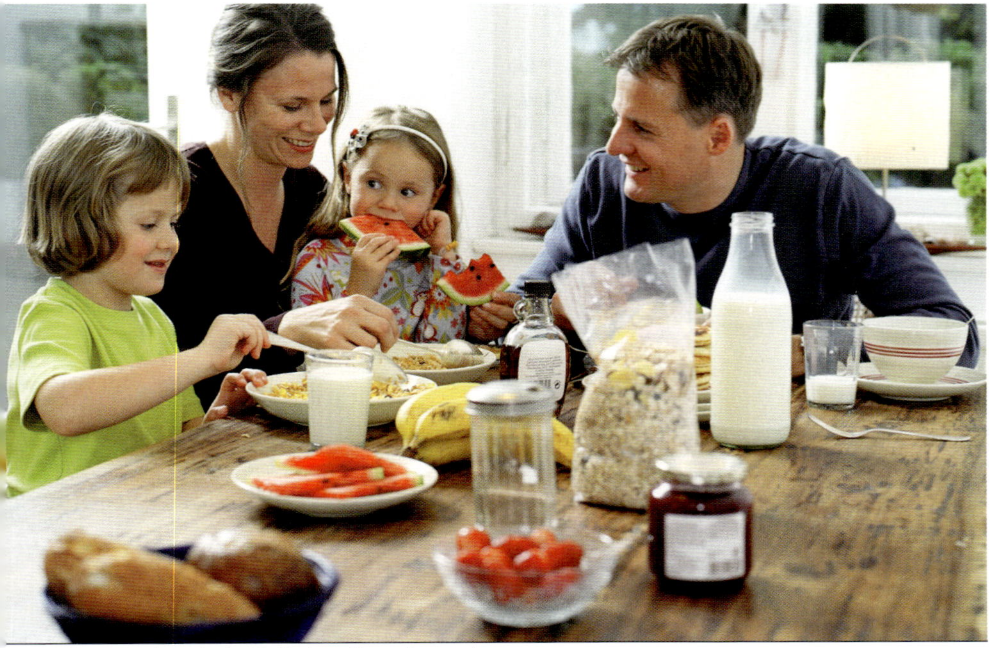

Der milchfreie **Getreide-Obst-Brei** geht nach und nach in zwei Zwischenmahlzeiten über, von denen die eine zum Beispiel vormittags, die andere nachmittags gegeben wird. Diese Mahlzeiten bestehen ebenfalls aus Brot und Obst, Obstsaft oder später auch Rohkost. Je nachdem, wie gut Ihr Kind schon kauen kann, sollten Sie das Obst noch reiben oder Sie geben dem Kind ein Stück weiches Obst, z. B. von einer Banane oder einer reif geschälten Birne, zum Selberessen in die Hand. Als Zwischenmahlzeit eignen sich auch Getreideflocken mit Obst und Milch als Müsli. Zwischenmahlzeiten aus Zwieback oder Keksen sollten Sie Ihrem Kind nur ab und zu geben.

Rezepte für den 10.-12. Monat finden Sie auf Seite 29. Wie es nach dem 1. Lebensjahr weitergeht, lesen Sie in dem Heft „optimiX – Empfehlungen für die Ernährung von Kindern und Jugendlichen" (siehe Seite 34 und 35).

Gegen Ende des 1. Lebensjahres verträgt das Kind fast alle Lebensmittel. Auf kleine und harte Lebensmittel, z. B. Johannisbeeren oder Nüsse, die beim Verschlucken leicht in die Luftröhre gelangen können, sollte noch verzichtet werden.
Vorsicht ist noch geboten bei stark blähenden Lebensmitteln, z. B. Hülsenfrüchten oder Kohl. Ansonsten kann Ihr Kind jetzt am üblichen Familienessen teilnehmen. Achten Sie aber darauf, dass die Speisen nicht stark gesalzen sind.

Wenn Salz verwendet wird, dann möglichst immer jodiertes Speisesalz. Das ist nicht nur für Ihr Kind gesund, sondern für die ganze Familie. Im Handel gibt es auch jodiertes und gleichzeitig fluoridiertes Speisesalz. Es wird von den Fachleuten in Deutschland empfohlen. Auch wenn Sie solches Salz verwenden, brauchen Säuglinge und Kleinkinder zusätzlich Fluoridtabletten zur Kariesprophylaxe (siehe Seite 24).

Erlauben Sie Ihrem Kind, selbst zu essen, wenn es dies möchte – auch wenn nicht alles im Mund ankommt. Etwa ab dem 10. Lebensmonat können die meisten Kinder schon ohne Unterstützung sitzen. Auch das Greifen mit den Händen gelingt ihnen immer besser – warum nicht auch zum Essen!
Bringen Sie Ihrem Kind jetzt auch bei, möglichst nur noch aus der Tasse oder einer Lerntasse zu trinken. Das Nuckeln an der Flasche, z. B. am Tag über eine längere Zeit und vielleicht auch nachts zum Trost, ist auf Dauer schlecht für die Zähne. Denn ein ständiges Umspülen der Zähne mit Getränken, auch wenn es nur Milch oder Wasser ist, macht das Milchgebiss kariös. Betroffen sind vor allem die oberen Schneidezähne. Milchzähne, die vorzeitig durch Karies verloren gehen und nicht ersetzt werden, schädigen auch die Folgezähne, weil ihnen nicht genügend Platz freigehalten wird.

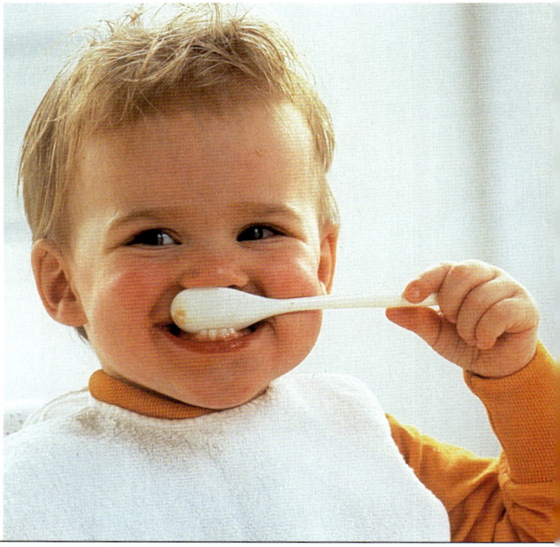

Weitere Hinweise zur Ernährung im 1. Lebensjahr

Rachitis- und Kariesprophylaxe

Zur **Rachitisprophylaxe** bekommen gesunde, reif geborene Säuglinge ab Ende der 1. Lebenswoche täglich 400-500 IE (d. h. Internationale Einheiten) Vitamin D_3 in Tablettenform. Diese Dosierung schützt vor Mangelerscheinungen und bietet ausreichend Schutz vor Überdosierung. Da der Vitamin-D-Gehalt in Muttermilch allein nicht ausreicht, ist auch für gestillte Säuglinge zusätzlich Vitamin D sinnvoll. Für alle im Winter geborenen Kinder wird empfohlen, diese Rachitisprophylaxe auch während des zweiten Winters fortzuführen.

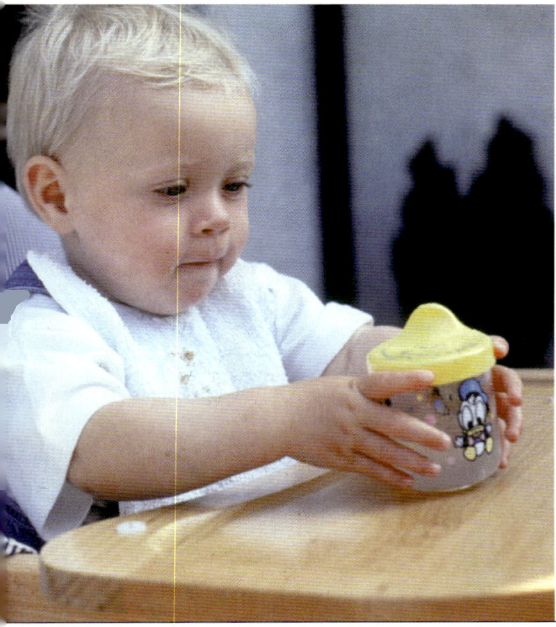

Die Rachitisprophylaxe erfolgt sinnvollerweise in Kombination mit der **Kariesprophylaxe** in Form von Fluorid. Um Überdosierungen vorzubeugen, richtet sich die Dosierung von Fluorid nach dem Fluoridgehalt des örtlichen Trinkwassers. In der Regel sind 0,25 mg Fluorid pro Tag in Tablettenform erforderlich. Lassen Sie sich von Ihrem Kinderarzt beraten.

Getränke

In den ersten 4-6 Lebensmonaten benötigt ein gesunder Säugling nur Muttermilch oder eine Fertigmilch. Nur wenn der Säugling stark schwitzt, z. B. an heißen Tagen oder bei fiebrigen Erkrankungen, benötigt er zusätzlich etwas Flüssigkeit in Form von Wasser oder Tee. Mit der Einführung von Beikost wird die Nahrung fester. Dann kann es sein, dass Ihr Kind nun öfter Durst hat. Mit der Einführung von Familienkost braucht es regelmäßig zusätzliche Flüssigkeit. Gewöhnen Sie es daran, zu jeder Mahlzeit etwas zu trinken.

Das einfachste und beste Getränk ist in jedem Alter **Trinkwasser**. Die deutsche Trinkwasserverordnung garantiert die gesundheitliche Unbedenklichkeit des Leitungswassers. Auch kohlensäurearmes bzw. -freies **Mineralwasser** ist geeignet. Trink- oder Mineralwasser muss nur im ersten Lebenshalbjahr vor dem Trinken abgekocht werden.

Möchten Sie Ihrem Säugling Tee geben, so sind in den ersten 4-6 Monaten spezielle **Teebeutel für Säuglinge** empfehlenswert, z. B. Kräutertee. Diese Produkte sind unge-

süßt und praktisch schadstofffrei, da sie den besonders strengen gesetzlichen Regelungen für die Säuglingsernährung unterliegen. Herkömmliche Teebeutel und lose Teemischungen können dagegen Rückstände von Pflanzenschutzmitteln enthalten. Sobald der Säugling Beikost bekommt, erhält er in der Regel auch Lebensmittel, die nicht so streng auf den Schadstoffgehalt hin kontrolliert werden. Es spricht dann nichts dagegen, auch üblichen ungesüßten Kräuter- oder Früchtetee aus Beuteln oder losen Mischungen zu verwenden.
Im Handel erhältlicher **Säuglingstee** in Instant-Form besteht aus einem Trägerstoff und aus Geschmackstoffen, z. B. Kräuterextrakte. Als Trägerstoff dienen entweder Kohlenhydrate, z. B. Saccharose (Haushaltszucker) bzw. Maltodextrin (ein Zuckerstoff). Diese Säuglingstees können die Entstehung von Karies begünstigen und dürfen daher nicht zum Dauernuckeln gegeben werden.

Vor einiger Zeit ist **Fencheltee** wegen des Gehalts an natürlichen Schadstoffen in die Diskussion geraten. Wenn Sie diesen Tee nicht täglich verwenden, bestehen dagegen aber keine Bedenken.

Vermeiden Sie für Säuglinge und Kleinkinder schwarze und grüne Tees, da sie Koffein enthalten.

Fruchtsäfte und Gemüsesäfte, z. B. Apfelsaft oder Karottensaft, enthalten natürlicherweise verschiedene Kohlenhydrate, u. a. Zucker (Saccharose), und damit auch Energie (Kalorien). Diese Säfte können, ebenso wie andere zuckerhaltige Getränke, die Entstehung von Karies begünstigen. Verdünnen Sie Saft als Getränk zum Durstlöschen mindestens im Verhältnis 1 Teil Saft mit 2 Teilen Wasser und geben Sie ihn nie zum Dauernuckeln. Vermeiden Sie die Zugabe von Zucker oder anderen Süßungsmitteln, z. B. Honig, brauner Zucker, Sirup oder Fruchtdicksaft, für jegliche Getränke. Unverdünnten Saft braucht Ihr Baby nur als Zutat zum Brei.

Kuhmilch im 1. Lebensjahr?

Die Verwendung von Kuhmilch im ersten Lebensjahr wird immer wieder diskutiert. Zum einen ist Kuhmilch das Lebensmittel, welches am häufigsten Allergien auslöst. Allergiegefährdete Säuglinge sollten daher im ersten Lebensjahr entweder gestillt werden oder als Muttermilchersatz zumindest im 1. Lebenshalbjahr eine HA-Nahrung bekommen (siehe S. 8). Zum anderen wird ein Zusammenhang zwischen der frühen Gabe von Kuhmilch und dem Auftreten der Zuckerkrankheit diskutiert. Bisher fehlen aber Studien, die dieses eindeutig belegen. Eine allgemeine Warnung vor der Verwendung von Kuhmilch im ersten Lebensjahr ist daher nicht gerechtfertigt. Größere Mengen Kuhmilch können die Versorgung des Säuglings mit Eisen beeinträchtigen. Außerdem sind in Kuhmilch wichtige Nährstoffe, z. B. Jod, Eisen, Kupfer und wichtige Fettsäuren nicht ausreichend enthalten, die der Fertigmilch zugesetzt sind. Deshalb ist während des ersten Lebensjahres als Ersatz für Muttermilch **nur** Fertigmilch sinnvoll. Geringe Mengen

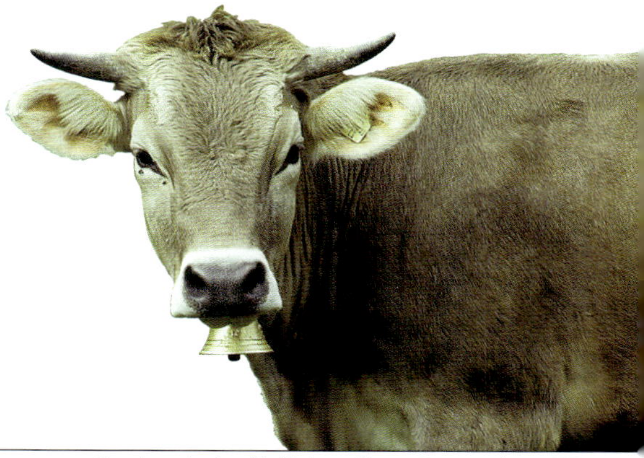

Vollmilch als Bestandteil des Milch-Getreide-Breis sind unbedenklich. Gegen Ende des ersten Lebensjahres beginnt der Säugling, anstatt der Brust- oder Flaschenmahlzeit Milch aus der Tasse zu trinken und dazu Brot zu essen. Hierzu können kleine Mengen Milch aus Tasse oder Becher in Form von handelsüblicher Vollmilch (Frischmilch oder H-Milch, 3,5 % Fett) gegeben werden.

Milchprodukte wie Quark oder Jogurt und daraus hergestellte Zwischenmahlzeiten, die als Fertigprodukte oder als Desserts für Säuglinge angeboten werden, sind wie Vollmilch anzusehen. Sie sind im Ernährungsplan nicht enthalten. Wenn überhaupt, kann nur Jogurt die Vollmilch aus dem Milch-Getreide-Brei oder das Tassengetränk (ab dem 10. Monat) ersetzen. Außerdem sind diese Produkte oft gesüßt. Dies fördert die Vorliebe für den süßen Geschmack und bei Kindern, die schon Zähne haben, die Entwicklung von Karies.

Vegetarische Ernährung

Manche Eltern möchten bei der Ernährung ihres Säuglings auf Fleisch verzichten. Das ist für Säuglinge weniger empfehlenswert als für Erwachsene. Da Fleisch die beste Nahrungsquelle für Eisen ist, muss dann besonders auf eine ausreichende Eisenversorgung aus anderen Quellen geachtet werden.
Zu den eisenreichen pflanzlichen Lebensmitteln gehören vor allem Vollkorngetreide, z. B. Haferflocken. Eisen aus pflanzlichen Lebensmitteln ist jedoch schlechter für den Körper verfügbar als Eisen aus Fleisch. Da Vitamin C die Verfügbarkeit von Eisen erhöht, ist es notwendig, in einer Mahlzeit Vollkorngetreide zusammen mit Vitamin-C-reichem Obst oder Gemüse zu geben. Den eisenreichen Gemüse-Kartoffel-Fleisch-Brei ersetzt daher im Rahmen einer vegetarischen Ernährung ein vegetarischer Gemüse-Kartoffel-Getreide-Brei (siehe Seite 27). Möchten Sie Fertigprodukte verwenden, nehmen Sie vegetarische Gemüse-Vollkorngetreide-Breie. Falls aus der Zutatenliste hervorgeht, dass der Brei keinen Zusatz von Vitamin C enthält, sollten Sie dem Brei ca. zwei bis drei Esslöffel Vitamin-C-reichen Saft, entweder Orangensaft oder einen anderen, mit Vitamin C angereicherten Saft, bzw. Obstpüree, zugeben. Achten Sie darauf, dass der vegetarische Gemüse-Getreide-Brei keine Milch oder Milchprodukte enthält, da Milch die Verfügbarkeit von Eisen verringert.

Eine vegane Ernährung, d. h. eine Ernährung ohne Fleisch und ohne Milch, ist in keinem Lebensalter empfehlenswert, besonders nicht im Säuglingsalter.

Wenn eine Mutter dennoch darauf besteht, ihren Säugling vegan zu ernähren, sollte der Säugling wenigstens eine spezielle Sojamilch für Säuglinge bekommen (siehe Seite 10), um die Nährstoffzufuhr, besonders von Protein, Calcium und Jod, zu verbessern.

Honig im 1. Lebensjahr?

Bienenhonig kann Keime eines bestimmten Bakteriums enthalten (Clostridium botulinum), die sich bei Kindern im ersten Lebensjahr, insbesondere in den ersten sechs Lebensmonaten, im Darm ansiedeln können. Dort bilden sie ein gefährliches Gift. Geben Sie Säuglingen im ersten Lebensjahr daher keinen Honig! Diese Warnung trifft nicht auf Honig als Bestandteil von Fertigprodukten zu, z. B. als Süßungsmittel in Beikost, da die Hersteller eine ausreichende Erhitzung zur Abtötung des Bakteriums garantieren. Nach dem ersten Lebensjahr können Sie Honig in geringen Mengen als Süßungsmittel verwenden.

Rezept für einen vegetarischen Gemüse-Kartoffel-Getreide-Brei	
7.-9. Monat (Beispiel)	
100 g	Gemüse putzen, klein schneiden,
50 g	Kartoffeln schälen, klein schneiden und mit dem Gemüse in wenig Wasser weich kochen
10 g	Haferflocken zufügen und mit
30 g	Vitamin-C-reichem Saft oder Obstpüree, z. B. Orangensaft, oder ein mit Vitamin C angereichertes Produkt und
20 g	Wasser pürieren.
8 g	Öl (2 TL Rapsöl, sonst Soja-, Sonnenblumen- oder Maiskeimöl) in den Brei einrühren.

Vorbeugung von Zöliakie

Weizen, Roggen, Hafer und Gerste enthalten einen bestimmten Eiweißstoff, das Gluten. Bei der Zöliakie, einer Unverträglichkeit gegen Gluten, kommt es nach dem Verzehr dieser Getreide zu einer Schädigung der Darmwand. Dieses äußert sich in Symptomen wie Durchfall und Wachstumsstörungen. Da eine Glutenunverträglichkeit angeboren ist, kann Zöliakie schon bei Säuglingen auftreten. Je früher gefährdete Säuglinge Gluten verzehren, umso schwerwiegender sind die Folgen.
Im Ernährungsplan für das erste Lebensjahr ist Getreide in der Regel erst ab dem 6.-8. Lebensmonat mit dem Milch-Getreide-Brei vorgesehen.

Eier im 1. Lebensjahr?

Früher wurde empfohlen, das Fleisch im Gemüse-Kartoffel-Fleisch-Brei einmal in der Woche durch ein Eigelb zu ersetzten. Dies ist nach heutigen Erkenntnissen nicht notwendig. Eigelb enthält zwar viele Nährstoffe, u. a. Eisen, dieses ist aber schlecht für den Körper verfügbar. Als Ersatz für Fleisch ist Eigelb deshalb nicht zu empfehlen. Außerdem besteht bei der Verwendung von Eigelb das Risiko einer Infektion mit Salmonellen.

Jod

In der Ernährung von Kindern und Erwachsenen ist Fisch ein wichtiger Lieferant für Jod. Säuglinge decken Ihren Jodbedarf aber im Wesentlichen durch Milch (Muttermilch oder Fertigmilch) und nicht durch Beikost. Daher bietet Fisch in der Beikost im 1. Lebensjahr keinen nennenswerten Vorteil gegenüber Fleisch. Außerdem zählt Fisch zu den Lebensmitteln, die häufig Allergien auslösen.

Ein Wort zum Schluss

Der hier vorgestellte Ernährungsplan für das erste Lebensjahr wurde auf der Basis wissenschaftlicher Erkenntnisse entwickelt und so praxisnah wie möglich gestaltet. Er ist nicht als Diätplan gedacht, der Tag für Tag genau eingehalten werden muss. Er bietet einen Orientierungsrahmen, innerhalb dessen die Säuglingsernährung gestaltet werden kann. Er bietet ausreichend Freiräume für die individuelle Entwicklung Ihres Kindes und für die familiären Erfordernisse im Alltag.

5. bis 7. Monat

1. Mahlzeit nach Bedarf: Muttermilch[1] oder Fertigmilch (etwa 200 ml)

2. Mahlzeit Gemüse-Kartoffel-Fleisch-Brei[2]

Zutaten:
90 g Gemüse (zu Anfang z. B. Karotten)
40 g Kartoffeln
30 g (= 3 EL) Obstsaft[3]
20 g Fleisch
8 g (= 2 TL) Fett (Butter und Rapsöl im Wechsel)

Zubereitung: Fleisch in wenig Wasser weichkochen, klein schneiden und pürieren, Gemüse waschen und klein schneiden, zusammen mit geschälten und klein geschnittenen Kartoffeln in wenig Wasser oder Brühe (vom Kochen des Fleisches ohne Salz) weich dünsten. Das Fleisch unter die Gemüse-Kartoffel-Mischung rühren, aufkochen, mit Obstsaft pürieren und Fett unterrühren. Je nach Gemüsesorte muss noch etwas Wasser zugegeben werden (wie Sie Brei auf Vorrat kochen, lesen Sie auf Seite 17).

3. und 4. Mahlzeit nach Bedarf: Muttermilch[1] oder Fertigmilch (pro Mahlzeit etwa 200 ml)

6. bis 8. Monat

1. Mahlzeit nach Bedarf:
Muttermilch[1] oder Fertigmilch (etwa 220 ml)

2. Mahlzeit Gemüse-Kartoffel-Fleisch-Brei[2]

Zutaten:
90 g Gemüse
40 g Kartoffeln
30 g (= 3 EL) Obstsaft[3]
25 g Fleisch
8 g (= 2 TL) Fett (Butter und Rapsöl im Wechsel)

Zubereitung: siehe oben

3. Mahlzeit nach Bedarf:
Muttermilch[1] oder Fertigmilch (etwa 220 ml)

4. Mahlzeit Milch-Getreide-Brei

Zutaten:
200 ml Vollmilch (3,5 % Fett) oder Säuglingsmilch
20 g Vollkorngetreideflocken
20 g (= 2 EL) Obstsaft[3]

Zubereitung: Milch mit Getreideflocken aufkochen[4], Obstsaft unterrühren

7. bis 9. Monat

1. Mahlzeit nach Bedarf:
Muttermilch[1] oder Fertigmilch (etwa 240 ml)

2. Mahlzeit Gemüse-Kartoffel-Fleisch-Brei[2]

Zutaten:
100 g Gemüse
50 g Kartoffeln
35 g (= 3 1/2 EL) Obstsaft[3]
30 g Fleisch
8 g Fett (Rapsöl)

Zubereitung: siehe oben

3. Mahlzeit Getreide-Obst-Brei

Zutaten:
20 g Vollkorngetreideflocken
90 g Wasser
100 g Obst
5 g Butter

Zubereitung: Getreideflocken mit Wasser aufkochen[4], püriertes Obst und Butter unterrühren

4. Mahlzeit: Milch-Getreide-Brei

Zutaten:
200 ml Vollmilch (3,5 % Fett) oder Säuglingsmilch
20 g Vollkorngetreideflocken
20 g (= 2 EL) Obstsaft[3]

Zubereitung: siehe oben

10. bis 12. Monat

Frühstück:

Brot und Milch (etwa 3 x pro Woche)
25 g Brot[5)]
5 g Butter oder Margarine
150 ml Vollmilch 3,5%, in der Tasse

Milchmahlzeit (etwa 4 x pro Woche)
Muttermilch[1)] oder Fertigmilch (etwa 250 ml)

1.Zwischenmahlzeit: aus den 5 Vorschlägen abwechselnd auswählen, dazu einmal am Tag 100 ml Saftschorle (Wasser zu Saft 2:1)

25 g Brot[5)]
5 g Butter oder Margarine
50 g Obst

10 g Getreideflocken
50 g Obst

25 g Weizenschrotbrötchen
5 g Butter oder Margarine
50 g Obst

10 g Vollkornzwieback oder Vollkornkeks
50 g Obst

10 g Knäckebrot
50 g Obst

Warme Mahlzeit: Gemüse-Kartoffel-Fleisch-Brei[2)]

Zutaten:
100 g Gemüse
60 g Kartoffeln
40 g (= 4 EL) Obstsaft[2)]
30 g Fleisch
10 g (= 2½ TL) Rapsöl

Zubereitung: siehe oben

Zwischenmahlzeit (siehe oben)

Abendessen Milch-Getreide-Brei (etwa 4 x pro Woche)

Zutaten:
200 ml Vollmilch (3,5 % Fett) oder Säuglingsmilch
20 g Vollkorngetreideflocken
20 g (= 2 EL) Obstsaft[3)]

Zubereitung: siehe oben

Getränke
Zusätzlich werden zu den Mahlzeiten und nach Bedarf auch zwischendurch zuckerfreie Getränke, z. B. pro Tag etwa 1 Becher (ca. 200 ml) Trinkwasser, Mineralwasser, Früchte- oder Kräutertee gegeben (siehe Seite 24).

Brot und Milch (etwa 3 x pro Woche, aus den 3 Vorschlägen abwechselnd auswählen)

25 g Milchbrötchen 25 g geriebene Karotten 25 g geriebener Apfel 150 ml Vollmilch, 3,5% Fett in der Tasse	25 g Weizenvollkornbrötchen 10 g Frischkäse 50 g Obst 150 ml Vollmilch, 3,5% Fett in der Tasse	25 g Brot[5)] 5 g Butter oder Margarine 50 g Obst 150 ml Vollmilch, 3,5% Fett in der Tasse

1) Beim Stillen kann u. U. mehr als eine Mahlzeit notwendig sein
2) Alternativ: ein vegetarischer Gemüse-Kartoffel-Getreide-Brei (siehe S. 27)
3) Vitamin-C-reicher Saft oder Obstpüree, z. B. Orangensaft oder ein mit Vitamin C angereichertes Baby-Produkt
4) bei Verwendung von Instant-Flocken Zubereitung entsprechend der Packungshinweise
5) etwa die Hälfte der täglichen Brotmenge als feines Vollkornbrot, z. B. Weizenvollkornbrot

VON ANFANG AN

DGE und BZgA
6. Auflage 1996, 60 Seiten
Artikel-Nr. 400403

Die Broschüre ist ein umfassender Ratgeber für junge Eltern. Fragen zur Ernährung in den ersten 3 Lebensjahren sind ausführlich und gut verständlich beantwortet. Wie lange kann ich stillen? Ist selbst hergestellte Beikost besser als gekaufte? Ab wann verträgt mein Kind Rohkost?

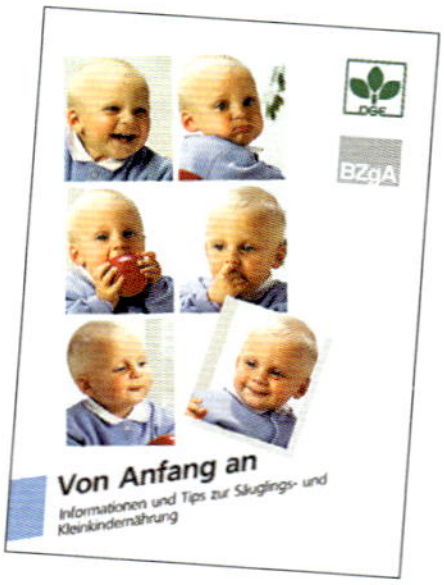

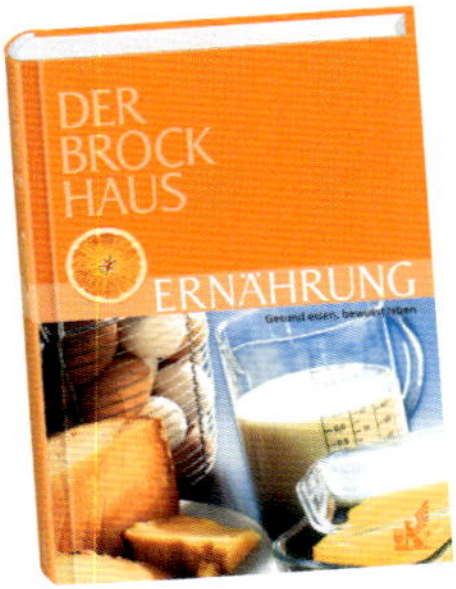

DER BROCKHAUS ERNÄHRUNG – GESUND ESSEN, BEWUSST LEBEN

Artikel-Nr. 720801

Eines der schwierigsten Themen des Alltags ist kompakt, kompetent und umfassend dargestellt im neuen „Brockhaus Ernährung – gesund essen, bewusst leben".
In Zusammenarbeit mit der Deutschen Gesellschaft für Ernährung e. V. (DGE) entstand dieses 700 Seiten starke Nachschlagewerk. Ob es um Informationen zur Lebensmittelkunde, Gesundheit, Küche, Diätetik oder Gewichtsreduktion geht, zu den wichtigsten aktuellen Fragen bietet der neue „Brockhaus Ernährung" Antworten. Gut lesbar geschrieben und verteilt auf 3500 Stichwörter, 120 Infokästen, 850 Abbildungen und Tabellen, Sonderartikel, Lesetipps sowie Internet-Links behandelt der „Brockhaus Ernährung" alles wichtige von ballaststoffreicher Ernährung und E-Nummern über Fastenkuren, Geschmacksverstärker, kochsalzarme Diäten und Wellnessprodukten bis hin zu Vitaminen.

KLEINE NÄHRWERTTABELLE DER DGE

42. Auflage 2002, 64 Seiten,
Artikel-Nr. 120232

Die Tabelle gibt Ihnen eine Übersicht über den Gehalt an Energie, Fett, Eiweiß, Kohlenhydraten, Ballaststoffen, Mineralstoffen, Vitaminen und Cholesterin in ca. 400 Lebensmitteln. Diese Daten werden ergänzt durch Sondertabellen über den Jod- und Puringehalt, die Nährstoffdichte und die Empfehlungen für die Nährstoffzufuhr.

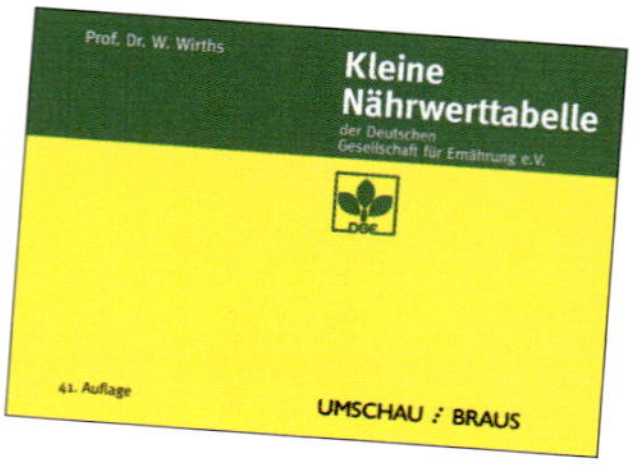

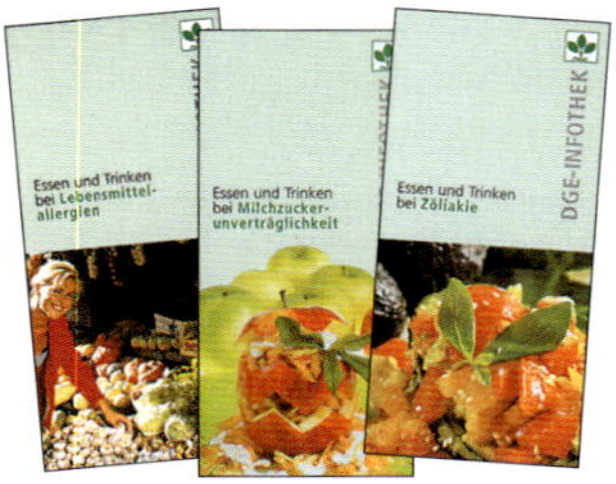

DGE-INFOTHEK

Essen und Trinken bei Lebensmittel-Allergien
Artikel-Nr. 123024

Essen und Trinken bei Milchzuckerunverträglichkeit
Artikel-Nr. 123021

Essen und Trinken bei Zöliakie
Artikel-Nr. 123020

Bestell-Liste

Bitte heraustrennen, ausfüllen und unterschrieben zurücksenden.

Name/Vorname

Firma

Straße

PLZ/Ort

Telefon Fax

Datum/Unterschrift

DGE MedienService
Bornheimer Straße 33 B
53111 Bonn

Telefon: 0228 9092626
Fax: 0228 9092610
E-Mail: info@dge-medienservice.de
www.dge-medienservice.de
www.dge.de

☐ Bitte senden Sie mir Unterlagen über eine DGE-Mitgliedschaft.

Hiermit bestelle ich die nachstehend bezeichneten Schriften der DGE:

Stück	Art.-Nr.	Artikelbezeichnung	Schutzgebühr €	Gesamtbetrag €
	400410	Vollwertig Essen und Trinken nach den 10 Regeln der DGE	3,00	
	400419	Schwangerschaft und Stillzeit – Empfehlungen für die Ernährung von Mutter und Kind	2,00	
	400403	Von Anfang an	1,50	
	400422	Lebensmittelallergie, Neurodermitis	2,50	
	400424	Allergie(-risiko) – Was darf mein Baby essen?	2,50	
	400421	OptimiX – Empfehlungen für die Ernährung von Kindern und Jugendlichen	2,00	
	720801	Brockhaus Ernährung	49,95	
	120232	Kleine Nährwerttabelle	5,90	
	123024	Essen und Trinken bei Lebensmittel-Allergie	0,50	
	123021	Essen und Trinken bei Milchzuckerunverträglichkeit	0,50	
	123020	Essen und Trinken bei Zöliakie	0,50	
	121550	Essen und Trinken in Tageseinrichtungen für Kinder – Ringordner	18,00	
1		Publikationsverzeichnis	0,00	
			Gesamtsumme	

Versandkosten werden gesondert berechnet. Preisänderungen vorbehalten.
Angebotsstand Dezember 2004.

NEU: Bestellungen unter www.dge-medienservice.de

Absender:

Vorname, Familienname

Straße, Hausnummer

Postleitzahl, Ort

Bitte ausreichend frankieren

FKE-Broschürenvertrieb
Baumschulenweg 1

D-59348 Lüdinghausen

Bitte senden Sie mir:

- ☐ Stück Nr. 1: Empfehlungen für die Ernährung von Mutter und Kind
- ☐ Stück Nr. 2: Empfehlungen für die Ernährung von Säuglingen
- ☐ Stück Nr. 3: Empfehlungen für die Ernährung von allergiegefährdeten Säuglingen
- ☐ Stück Nr. 4: Empfehlungen für die Ernährung von Kindern und Jugendlichen – optimiX
- ☐ Stück Nr. 5: Empfehlungen für die Ernährung von Teens und Twens: „Mahlzeit!!!"
- ☐ Stück Nr. 6: Empfehlungen für das Frühstück: „Das Frühstücks-Zweimaleins"
- ☐ Stück Nr. 7: Empfehlungen für die Ernährung von behinderten Kindern und Jugendlichen
- ☐ Stück Nr. 8: Empfehlungen für die Ernährung von Säuglingen und Kindern mit einer Lebensmittelallergie
- ☐ Stück Nr. 9: Empfehlungen für das Mittagessen in Kindertagesstätten und Ganztagsschulen
- ☐ Stück Nr. 10: Empfehlungen für die Ernährung von jungen Singles „Der erste eigene Haushalt"
- ☐ Stück Nr. 11: Empfehlungen für die Ernährung von übergewichtigen Kindern – Gemeinsam abnehmen mit optimiX

2,00 €/Stück – Rechnungsbetrag bis 6,00 € + 3,00 € Versandkosten, darüber hinaus 5,00 € Versandkosten

Bitte senden Sie mir Bücher aus dem FKE:

- ☐ Stück Nr. 20: Das optimiX-Kochbuch für Kinder aus dem FKE — **Preis: 10,00 € zzgl. 5,00 € Versand**
- ☐ Stück Nr. 21: Materialsammlung: optimiX in der Adipositasschulung — **Preis: 35,00 € zzgl. 5,00 € Versand**

Ich bezahle den genannten Betrag:

- ☐ Vorkasse auf das Konto-Nr. 613 30 01
  bei der Volksbank Lüdinghausen BLZ 401 645 28
  unter Angabe von Broschüren-Nr. und Absender
- ☐ durch Bankabbuchung (im Ausland nicht möglich)

Meine Bankverbindung:

Konto-Nr. BLZ

Geldinstitut

Datum, Unterschrift

Online: www.fke-do.de
Broschürenbestellhotline: 01805 798183

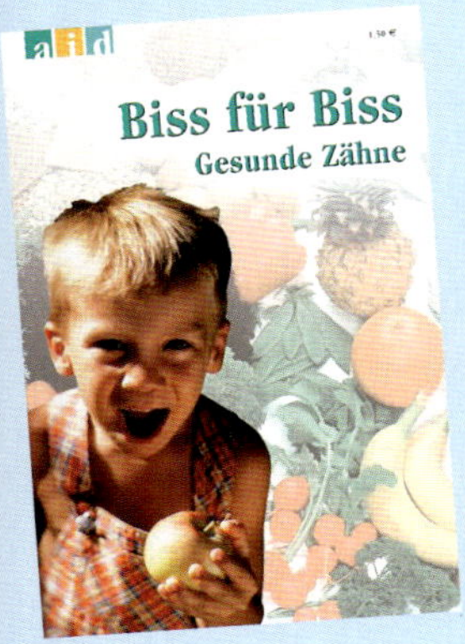

Heft

Biss für Biss – Gesunde Zähne

Nie mehr bohren beim Zahnarzt? Dafür können Sie einiges tun! Die Stichworte heißen gute Pflege, regelmäßige Fluoridzufuhr und richtige Ernährung. In dem Heft geht es rund um den Mund: vom Zahnaufbau über das Milchgebiss bis zum bleibenden Gebiss. Die Ursachen für Zahnerkrankungen werden erklärt und ausführlich die wichtigsten Aspekte der Zahngesundheit erläutert. Dann können sich die Karies-Bakterien an Ihrem Gebiss die Zähne ausbeißen!

Bestell-Nr. 5-1446
DIN A5, 32 Seiten
1,50 €

2 CD-ROMs

Oscar-Sparpaket – Neues Kombi-Angebot von zwei Oscar-Lernspielen

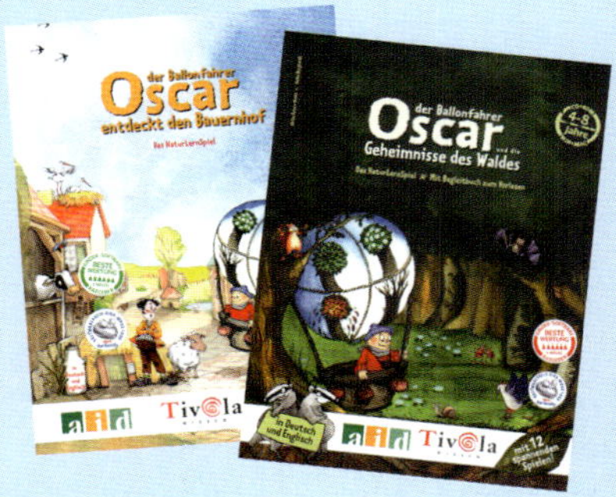

Oscar und die Geheimnisse des Waldes lässt Kinder auf spielerische Weise den Wald mit seinen Tieren kennen lernen. Oscar, der Hauptdarsteller der Geschichte, landet mit seinem Heißluft-Ballon mitten im Wald. Er erfährt auf seiner Reise nicht nur etwas über Fledermäuse, sondern auch über andere Waldbewohner wie etwa Eichhörnchen, Ameisen, Spechte, Dachse und andere Tiere. In Oscar entdeckt den Bauernhof besucht unser kleiner Held die Welt des Bauernhofes: Kauen Kühe Kaugummi? Warum fressen Hühner Steine? All diesen Fragen geht Oscar nach. Außerdem erfährt er, dass es Jogurt, Schlagsahne und Käse nicht ohne die Milch von Mathilde, der Kuh, geben würde. Für Kinder von 4 bis 10 Jahren.

Bestell-Nr. 5-3822
24,00 €

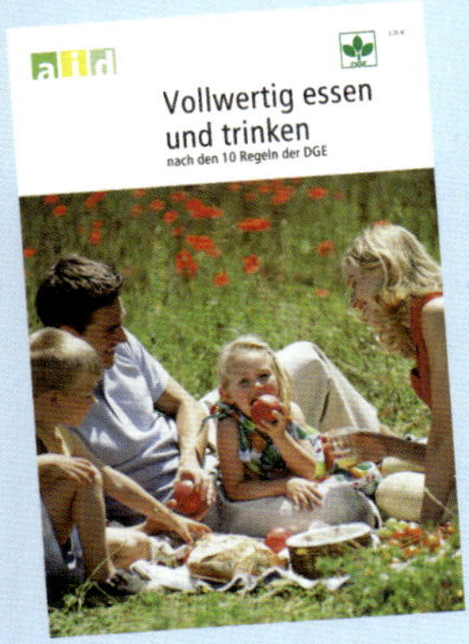

Heft

Vollwertig essen und trinken nach den 10 Regeln der DGE

Die ausführliche Broschüre informiert Sie darüber, wie eine vollwertige Ernährung nach den 10 Regeln der DGE aussehen sollte und welche gesundheitlichen Vorteile eine solche Ernährungsweise für Sie hat. Außerdem erhalten Sie Anregungen zur praktischen Umsetzung in Form von Tipps und Rezepten.

Bestell-Nr. 5-1016 (aid)
Art-Nr. 400410 (DGE)
DIN A4, 36 Seiten
3,00 €

Bestellung

per Fax* an **02225 926-118**

*aus Deutschland

www.aid-medienshop.de

aus Deutschland:
aid-Vertrieb DVG, Birkenmaarstraße 8
53340 Meckenheim
Telefon: 02225 926-146 und
02225 926-176
Telefax: 02225 926-118
E-Mail: Bestellung@aid.de

aus Österreich und Südtirol:
ÖAV, Achauerstraße 49 a
2333 LEOPOLDSDORF, ÖSTERREICH
Telefon: 02235 404-482
Telefax: 02235 404-459
E-Mail: buch@agrarverlag.at

Kunden-Nr. (falls vorhanden)

Name/Vorname

Firma/Abt.

Straße/Hausnr.

PLZ/Ort

Telefon/Fax

E-Mail

Ich (Wir) bestelle(n) zuzüglich einer Versandkostenpauschale von 3,00 EUR gegen Rechnung (Angebotsstand: Februar 2006)

Best.-Nr.	Titel	Medium	Anzahl	Einzelpreis €	Gesamtpreis €
5-1357	Empfehlungen für die Ernährung von Säuglingen	Heft		2,00	
5-1447	optimiX – Empfehlungen für die Ernährung von Kindern und Jugendlichen	Heft		2,00	
5-1469	Lebensmittelallergie, Neurodermitis – Was darf mein Kind essen?	Heft		2,50	
5-1482	Allergie(-risiko) – Was darf mein Baby essen?	Heft		3,00	
5-1016	Vollwertig Essen und Trinken nach den 10 Regeln der DGE	Heft		3,00	
5-3841	Essen und Trinken in Tageseinrichtungen für Kinder	Ringordner		25,00	
5-1446	Biss für Biss – Gesunde Zähne	Heft		1,50	
5-3822	Oscar-Sparpaket	CD-ROM		24,00	
5-3264	aid-Medienkatalog	Heft		0,00	0,00
5-9999	aid-Neuerscheinungen	Flyer		0,00	0,00

☐ Ich möchte zweimal pro Jahr kostenlos den aid-Medienkatalog erhalten.*

☐ Ich möchte viermal pro Jahr kostenlos über die aid-Neuerscheinungen informiert werden.*

Auftragswert

* Diese Zusendung kann ich jederzeit widerrufen.

Rückgaberecht: Sie können die erhaltene Ware ohne Angabe von Gründen im Rahmen der gesetzlichen Regelungen innerhalb von zwei Wochen durch Rücksendung der Ware zurückgeben. Die Frist beginnt frühestens mit Erhalt der Ware und dieser Belehrung. Nur bei nicht paketversandfähiger Ware (z. B. bei sperrigen Gütern) können Sie die Rückgabe auch durch Rücknahmeverlangen in Textform, also z. B. per Brief, Telefax oder E-Mail, erklären. Zur Wahrung der Frist genügt die rechtzeitige Absendung der Ware oder des Rücknahmeverlangens. Ab einem Bestellwert von mehr als 40,00 EUR tragen wir die Kosten der Rücksendung. Bitte bewahren Sie im Falle von Rücksendungen immer den Einlieferungsschein auf. Die Rücksendung (1.) oder das Rücknahmeverlangen (2.) richten Sie bitte an: (1.) aid-Vertrieb DVG, Birkenmaarstraße 8, 53340 Meckenheim oder an (2.) aid infodienst Verbraucherschutz, Ernährung, Landwirtschaft e. V., Friedrich-Ebert-Str. 3, 53177 Bonn

Rückgabefolgen: Im Falle einer wirksamen Rückgabe sind die beiderseits empfangenen Leistungen zurückzugewähren und ggf. gezogene Nutzungen (z. B. Gebrauchsvorteile) herauszugeben. Bei einer Verschlechterung der Ware kann Wertersatz verlangt werden. Dies gilt nicht, wenn die Verschlechterungder Ware ausschließlich auf deren Prüfung – wie sie Ihnen etwa im Ladengeschäft möglich gewesen wäre – zurückzuführen ist. Im Übrigen können Sie die Wertersatzpflicht vermeiden, indem Sie die Ware nicht wie ein Eigentümer in Gebrauch nehmen und alles unterlassen, was deren Wert beeinträchtigt.

Bestellungen erfolgen ausschließlich unter Einbeziehung unserer Allgemeinen Geschäftsbedingungen, die Sie im Internet unter www.aid-medienshop.de einsehen oder unserem Medienkatalog entnehmen können, den wir Ihnen auf Anforderung kostenlos zusenden. Die Informationen zum Rückgaberecht und den Rückgabefolgen habe ich zur Kenntnis genommen.

Datum/Unterschrift